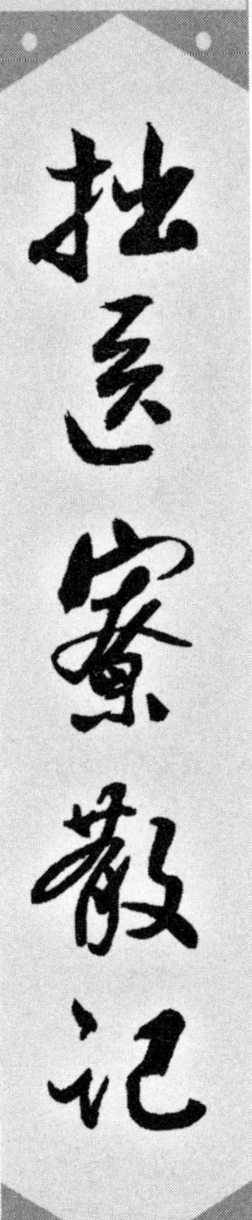

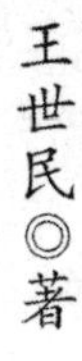

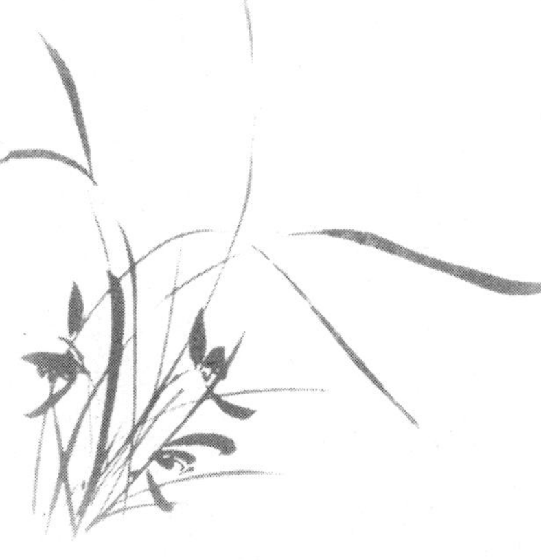

山西出版传媒集团　山西科学技术出版社

自　序

2016年是我退休的第20年，也是我从医整60载，承蒙学校及师友、学生、徒弟的厚爱，专门为我举办了庆祝会，心中感激万分，久久不能平静。扪心自问：自觉学习还算努力，谦恭敬业，然而一个甲子过去了，却深感学贫术拙，故自号“拙医”以遮羞，也多少算是有点自知之明的举措吧。遂将2013年的初稿结合几位学生于电脑、网络搜寻到的几十年来发表过的一些小文和实验报告等，加以彙集整理，定名《拙医寮散记》。又蒙山西科学技术出版社慨充印行出版，不胜感谢。

全书分六个部分。第一部分是怀念师长往事篇，是对几位仙逝的老师及兄长的追忆，以寄托我的哀思；第二部分是侍师襄诊杂记篇，主要是记述我在北京和太原受过亲炙的老师们之经验心得或轶事；第三部分是杏林师友金玉篇，本篇不限于师辈，而是师友杂陈，也是第二篇的后续和补充；第

四、五部分是书评及序、跋篇，是参加工作后与朋友或师生之间的互动，大家砌磋学术，从中反应杏林学子们的某些心得体会或经验；第六部分是王世民文集述要篇，这篇实际上是我自己和先后七届研究生们互动完成一些课题的实验报告，每册都冠上我王某的大名，大有掠他人之美之嫌吧；第七篇为附篇，是由几位学生检索到的有关我的学生发表过的文章，按时间先后进行整理排序的目录索引，附于书后，意在对几位整理者表示谢意。

总之，拙作之内容较为散乱芜杂，故取名《拙医寮散记》。寮者，小屋之谓也；散者，杂乱之意。此作也许犹如田野的荒滩杂草丛中，偶有一朵小花，为读者所爱，可供采摘，这也就是笔者“大无畏”地再次动笔修订的原因之一，也权做对关心我的师友们之回报和谢忱。

王世民

2017. 5. 1

目 录

第一篇 怀念师长往事

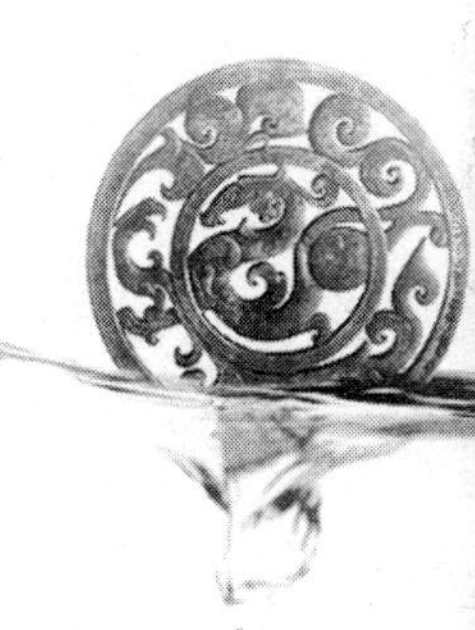

我的老师谢海洲先生
缅怀恩师白清佐先生
慈祥可敬的孙华士老师
祝谌予老师，我们永远怀念您
……

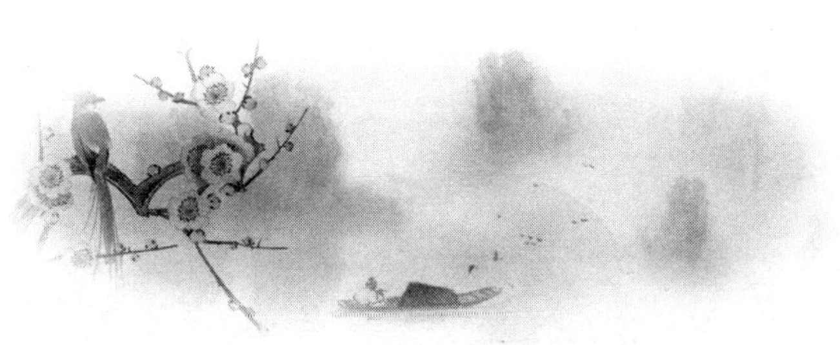

我的老师谢海洲先生

谢海洲先生是我在北京中医学院（今北京中医药大学）读书时的“本草学”老师，从我上大学到毕业后参加工作至今，仍保持着亲密的联系。

1956 年，北京中医学院建立伊始，由于没有校舍，暂时借用北京市中医进修学校的小楼上课，设施相当简陋。当时给我们讲“本草学”的老师有朱颜、谢海洲、钱达根和颜正华先生等。谢老师身材魁梧，讲课生动有趣，在我的脑海中留下了深刻的记忆。他讲中药不是干巴巴地只讲中药的性味归经、升降浮沉及临床应用，而是旁征博引地介绍不少周围知识，还常常讲述一些有关的故事，或引出一段典故。给我印象最深的则是在讲“合欢花”时背诵的一首诗：“盘陀山上有奴家，郎若闲时来吃茶，黄土筑垣茅盖屋，门前一树马樱花。”多么美的意境呀！“马樱花就是合欢花，记住了吧！”谢老师诙谐而又有板有眼地笑着说。当时的情景至今记忆犹新。我在工作以后，每当给学生讲到合欢花时，也常学着当年谢老师的样子，朗读背诵着“盘陀山上有奴家……”学生们听得津津有味，印象深刻。

谢老师除了课堂讲授外，还教我们实地采药、认药。1958年暑假，谢老师带领我们到北京西郊的天泰山和八达岭长城内外采药，数周的野外采药、认药，使我认识了不少中药，也给我日后的中药教学增添了思路和方法，直到80年代我还经常带领学生到恒山、五台山、中条山等山上采药和认药。我深刻地体会到，中医和西医不同，中医常说“医药家”“医要识药”，不单单是认识几味药，还有一个研究思路问题，我曾写过一篇《临床研究中的几个药学问题》的小文，发表在1986年第6期《中西医结合杂志》上，就是阐述在中医临床研究工作中，分析疗效时常被临床医生忽视或未注意的药材品种、炮制、制剂等药学问题，因此谢老“有医无药医无用，有药无医药不灵”的说法，是很有道理的。

谢老师是我学习的楷模，他勤奋读书，手不释卷。凡到过谢老师家的人都会看到他的屋里到处是书，书架子被小山似的书刊压得歪歪扭扭，甚至椅子上、地上也常堆满了书报杂志，真有“人无立足之地”的感觉。我曾多次陪同谢老师到外地开会和讲学，他总是提着一个旧提包，里面满满的都是书，火车上、旅馆里，一有空他就看书，不仅是医学书，文、史、哲也无不涉及。正是由于他书读得多，见识广，写起文章真是游刃有余，倚马可待，所以全国的报纸、杂志上经常可以见到谢老的文章，不仅是见诸医药报刊，就连《工人日报》《中国食品报》，乃至一些内部刊物上，我都曾拜读过谢老的大作。谢老师写了多少文稿和发表了多少著述，我不得而知，但用“著作等身”来形容是一点也不过分的。

谢海洲先生是海内外著名的中医药学家，桃李满天下，除了入门的学生和研究生外，还有不少慕名求道者，谢老师对所有的学生都是关怀备至，耐心提携。记得在很多年以前，谢老师就领着我去拜访过著名的药学家孟目的、陈新谦，著名中医学家岳美中等。我认识著名的药理学家、军事医学科学院药理与毒理研究所原所长周金黄教授，也是由谢老师引荐的。周教授是中药药理学会理事长，曾主编《中药药理与临床》，我在方剂学的实验研究中曾得到周老的很多指点和帮助，受益良多。谢老师还推荐我拜师于著名中药文献学家刘寿山先生，当时刘先生正在全力以赴编纂《中药研究文献摘要》第二编，在刘老和谢老的指导下，我协助刘老完成了第二、三编的部分内容，这一段时间不仅是我提高日文翻译水平的好机会，也是我步入中药文献学的津梁。

今年是谢老师从事中医药工作六十年和八秩寿诞，我作为深承其恩泽的学生之一，怀着无限感激之情，谨向恩师表示衷心的祝福和深深的敬意！

2000 年 6 月

缅怀恩师白清佐先生

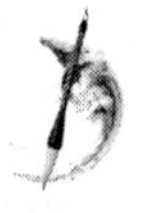

白清佐先生是我在山西省中医研究所（今山西省中医药研究院）工作期间的老师。事情是这样的，1962 年，我从北京中医学院（今北京中医药大学）医疗系毕业后，被分配到山西省中医研究所临床研究室。次年初，研究所分管业务的副所长是曾任卫生部中医司司长、《健康报》总编的何高民先生，指令我去做白老先生的徒弟，继承和整理白老的临床经验，并叮嘱要虚心学习，及时总结汇报。自此以后，我荣幸地侍师襄诊，开始了我临床医师的生涯。

白清佐先生（1889—1967）是山西省太原市阳曲县人，出身于中医世家，秉承家训，15 岁从师学医，18 岁即在太原市坐堂行医。新中国成立后，参加太原市第十四联合诊所。1957 年，山西省中医研究所成立，时年白老年过花甲，却欣然应召调入，在临床研究室工作。由于白老既有家传又有师授，学术上私淑黄元御、傅青主之学，深入堂奥，于内科、妇科杂病，皆所擅长，有胆有识，善用大剂附、桂、参、芪，屡起沉疴，享誉三晋，是山西省四大名老中医之一。当时的临床研究室实际上是临床各科的一部分，我按时在白老的门诊时间，侍师襄诊，抄方，记录病案。病人多时，白老让我单独处理病人，大概病人也看得出我是个初出茅庐的小伙子，满脸的不愉快，甚至声明“我要找那个老大夫看!”白老一方面向病人解释，指着我说：“人家是北京毕业的大学生，是我的新徒弟，让他先看看，记病历……”这自然是给了我锻炼的机会，也是对我的鼓励和安慰。白老临床上善用大剂的附、桂、姜，对于溃疡病虚寒型胃脘痛，常以桂附重剂治之。

白老先生在三晋大地以善用大剂附子著称，他用大剂附子的理论根据是“脾湿肾寒”，曾谓：“脾胃乃一身之轮轴，升降之枢纽，若脾湿肾寒，则轮滞轴停，升降失司，大病将至。然而脾升胃降之机理，则是要借助肾气，犹如机器之轮轴转动，必赖锅炉推动，火气微，则轮缓，火气灭，则轮轴停转。治疗大法，必用附、姜、桂以抑阴扶阳，使神机活跃，且宜用大剂，并引用张寿甫的话说，附子久久炮制，真性几于尽失，附片 2 ~ 3 钱，犹不如桂枝 3 ~ 5 分。”的确，白老在临床上附子的用量动辄以两计，甚则用至 3 ~ 5 两，并配伍姜、桂，极见功效。说来也很有趣，我毕业实习是在北京同仁医院中医科，指导我的老师是北京四大名医孔伯华先生的嫡传孔嗣伯老师，孔氏是有名的“寒凉派”，以善用生石膏享誉天下。如是看来，中药真可谓“寒热温凉是药性，贵在合机善择用”。实际临床上白老不独善用大剂温热药，也不废寒凉药，如性寒清热的金银花，用得也是得心应手，例如治疗乳痈就喜用傅青主的银花白酒饮，银花每剂用 240 克，对乳痈初起，体质壮实者内消功效甚速。大约是在 1963 年夏天研究中药避孕时，白老讲过一个方是用未结瓜的黄瓜蔓内服可以避孕。当时，我曾查过一些文献，未见有此说，只在《本草纲目》第28卷胡瓜（即黄瓜）条“气味”项下称黄瓜“甘寒有小毒，……多食……损阴血”，或与此“损阴血”有关？今日又查《中华本草》，亦未见这一用法，附记于此，备考。

白老于1967年5月病逝，屈指一算已过去了40年，我本人也已七旬了。今年清明节，白老的音容笑貌又浮现在我的脑海中，握笔写成此文，以表对恩师的缅怀之情。

2007年4月

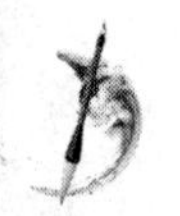

慈祥可敬的孙华士老师

早在1958年，我读大学三年级，在京西门头沟城子煤矿进行教学实习时，代教的老师中有一位慈眉善目、说着“标准上海普通话”的先生，他就是教授我们“中医儿科学”的孙华士老师。从那时起，迄今40余年来我和孙老师一直保持着密切联系，书来信往不断，切磋学问，嘘寒问暖。每年中秋佳节团圆日，孙老师总要不远千里寄赐上海产的名牌月饼，关爱备至。

孙老师是上海奉贤人，世代业医，尤精于儿科，享誉乡里。新中国成立后入江苏省中医学校（今南京中医药大学）深造，毕业后调入北京中医学院（今北京中医药大学）儿科教研室任教。因为孙老师未携宝眷赴京，遂于1978年10月调回上海复旦大学医学院附属金山医院（今上海石化总厂职工医院）儿科，大概也是“落叶归根”吧，孙老师今已是耄耋之年，退休在家，儿孙绕膝，尽享天伦之乐。

孙老为人友善，谦恭俭让，医道高明，教学认真，人人称道。记得当时在京西实习时，由于是刚刚接触临床，平时背诵得滚瓜烂熟的脉诀、汤头等，一见病人就忘了大半，尤其是小儿患者，一是不会说话，二是看见穿白大褂的就哭，张着嘴，合着眼不让接近，更不用说问诊、看指纹、切脉了。孙老一副慈眉善目菩萨样，总是笑嘻嘻的，所以患儿也不害怕这位穿着白大褂的大夫，说着、笑着、逗逗玩似地就拉住了患儿的小手，指给我们如何看指纹。辨别“风、气、命”三关。并特别指出：儿科也称“哑科”，除了看指纹、切脉之外，还要察色、闻声合参，不可偏执，要全面审察判断，《医宗金鉴·儿科心法要诀》有言，“审儿之病贵详参”，说的就是这个意思。

孙老不善言辞，但办事认真，爱读书，把诠译古籍以启迪后学视为己任。早在 20 世纪 60 年代孙老即与刘弼臣老师合作，编成《医宗金鉴儿科心法要诀白话解》，交由人民卫生出版社出版。与此相类者还有一本《小儿药证直诀译注》是 1985 年完成的。该书是宋代儿科医圣钱乙的《小儿药证直诀》的白话本，他以 1955 年人民卫生出版社影印的武英殿聚珍本为底本，参考有关文献及本人的实践经验，对原文做了明确而充分的阐释。正如责任编辑范其云先生所说：“由于对原书做了详尽的笺正，指明了孰可取，孰不可取，提高了该书的使用价值，是临床工作者较好的一部参考书。”译本中的方药部分，孙老师嘱我代为校订，实际正是给了我一个学习的好机会，当然我是欣然从命，完成后于 1986 年由山西科学教育出版社出版。孙老着力于儿科古籍的语译校注以提携后学，还体现在《幼科金针》的补订出版上。该书是明代秦景明原著，数百年来辗转传抄，讹误自然不少，更甚者则是书有残缺，1941 年和 1955 年上海中医书局石印本也是“末缺四编，无从补采”。

孙老鉴于此，遂将其弥足珍贵、完好无缺的家藏抄本献出，并与上述两个残本和我从南京中医学院图书馆借到的馆藏抄本，相互校订、补充，以臻完善，并对部分内容加上按语，以修正原书之讹误和阐发其未尽者。更值得敬佩的是年已古稀的孙老，不顾上海盛夏溽暑熏蒸之苦，仍用毛笔在方格稿纸上一丝不苟地书写，才使该书成为一本完整的全书，得由山西高教联合出版社出版，始能使吾辈得窥该书之全貌。

我在校读书的几年里，深得恩师的关爱，耳提面命，得益良多，遗憾的是我走上工作岗位后未能从事儿科专业。后来我的孩子学医做了儿科医生，却没有得到聆听孙老教诲的机会，1995 年《幼科金针》校订时，令其做了部分工作，孙老闻之也很高兴，故书的封面上也有了他的“大名”。

今年是孙老八秩寿诞，谨以此短文向恩师表示衷心的祝福和深深的敬意。

2001 年 1 月

祝谌予老师，我们永远怀念您

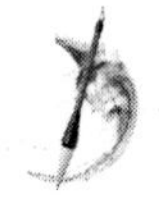

祝谌予老师是我在北京中医学院（今北京中医药大学）读书时的教务长。北京中医学院创建于1956年，当时是借住于北京市中医进修学校，条件很差，师资也缺乏。就在似乎已到了山穷水尽拟议搬迁南京的时候，祝老出任了学院的教务长。他一方面主持教务，联络兄弟院校编写教材，又因为没有外语（日语）教师，他就登台讲授日语，我就是在这个时候开始接触祝老的。在当时的情况下，高校开日语课的极少，更没有供中医院校的专用教材，祝老就自己编写，上课前发给大家油印的单篇讲义，就这样课堂上响起了琅琅读书声。我常去找祝老师辅导，他总是不厌其烦地给我讲解，纠正发音和写法，甚至我毕业分配到太原工作后，还是有求必应，给我审校译稿，还写上热情洋溢的信鼓励我，迄今我还珍藏着祝老当年用红笔给我审校的《三焦膵脏论》的原稿。尽管我天性愚笨，进步很慢，但确实为我后来帮助刘寿山老师编纂《中药研究文献摘要》打下了基础，这是我永远不能忘记的。

祝老师从北京四大名医之一的施今墨先生，临床经验丰富，又留学于日本的金泽大学医学部学习西医，是名副其实的学贯中西。不仅在教室里课讲得好，临床上也是疗效卓著的好手，尤其善于对药配伍。记得1958年，祝老曾带领我们在京西门头沟煤矿医院实习，他言传身教，并把施老先生传授的“对药”经验讲给我们听，详加整理后油印分发给我们。“对药”是施老先生和祝老的经验结晶，如治疗糖尿病的“对药”苍术与玄参，一般认为苍术温燥芳香，有悖于糖尿病的病理，但二老的经验是苍术能“敛脾精，止漏浊”，与滋阴润燥的玄参相配，可展其长而补其短，真是发前人之未发，验之临床，确有其效。这些经验结晶，后经师兄吕景山教授在祝老的指导下，几经整理，编订成《施今墨对药》一书，收录对药近300对，前后印发三版，受到同行的好评，并获得1982年全国优秀科技图书一等奖。现已被译成日文和朝鲜文，在国外发行，可见其影响之深，吕兄之功亦大矣。

1986年前后，全国微量元素研究协作组（今中华中医药学会中医药微量元素分会）成立，这个协作组成员广泛，既有中西医临床家，也有搞基础研究的；既有中西医药院校，也有综合大学，如南开大学、陕西师范大学等。协作组决定聘请几位德高望重的老专家作为顾问，为我们的活动出谋划策和联络有关学者，其中就有祝老。我作为协作组领导成员，一同去拜访了祝老，祝老很客气地说：“感谢你们的盛情，我将尽己所能，和大家一起努力吧。”在此期间，协作组先后完成了中药党参和连翘微量元素标准参考物质的开发，推动了微量元素的研究。在20世纪70年代到80年代初，我曾任中华全国中医药学会山西分会秘书，为活跃学术、交流经验而举办的学术交流会或报告会，祝老都给予大力支持，千里迢迢地应邀莅临大会，做学术演讲，得到了来自全国各地医务人员的好评。我还陪同祝老到山西大同等地讲学，白天做报告，晚上下榻的宾馆就成了“诊所”，因来人太多而影响了祝老的休息，祝老却笑嘻嘻地说：“我的诺言是对病人‘来者不拒’。”的确，祝老视病人如亲人，来者不拒。据我所知，当年他住在中国中医药研究院的小平房时，晚上慕名而前往这个“免费诊所”看病的人很多，天天如此，祝老都是一视同仁，细心诊治，分文不取。

1999 年 8 月 12 日，祝老驾鹤西去，享年 85 岁，前往八宝山革命公墓送行者，不下五六百人，人们涕零落泪，哀悼这位“救死扶伤，为人民服务，鞠躬尽瘁”的杏林楷模。

2004 年 7 月

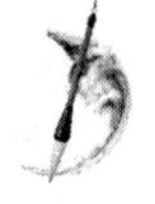

缅怀良师益友贾得道先生

1962 年，我大学毕业后即被分配到山西省中医研究所（今山西省中医药研究院）工作。翌年，贾得道先生也随着山西省西医离职学习中医研究班的迁徙一起来到了中医研究所。自此以后，我基本上都是在他的领导下工作，直至 1989 年，将近 30 年。此后，我虽然到山西中医学院工作了，但我作为一个晚辈，经常拜访，有时是请教学习，有时是问候请安，聊聊家常。2004 年 4 月 12 日，贾老溘然病逝。迄今已 13 周年，但他的音容笑貌仍然时时浮现在我的脑海中，时时思念这几十年来对我的教诲和生活上的关怀。

20 世纪 60 年代，贾老是西学中班的主任，我在班上教授中药及方剂课，初出茅庐，渴求知识，比较喜欢读书、买书，也是图书馆的常客。有一次，贾老见我在阅读《吕晚村文集》，并翻阅了我手抄的一本范行准先生早年在《中华医学杂志》（1939 年 11 期）上发表的有关吕留良（晚村）的一篇文章，甚为高兴，并赠送我一本《类书简说》，以示鼓励。自此以后，我经常向他请教、学习，他是我尊敬的良师，他渊博的知识，使我受益良多。1979 年，贾老带我去杭州参加了中国药材公司的中药学术讨论会。其实这次会议是人家邀请他做学术报告，因为我是搞中药、方剂的便带我同去，大概是以广见识吧，对我的关心于此亦可见一斑。1981 年，在修订我编著的《中医方药手册》时，贾老也给了不少的关注和指导，并以研究所的名义恢复了该书的本来面目，由我单独署名。迄今拙作已再版 3 次，颇受读者的欢迎。

在生活上，贾老对我也是关怀备至。1974 年，我父亲患食道癌，虽经手术、放疗等多方治疗，还是无法挽回，家父病逝后，拖下了数百元的债务。当时，我的月薪是 55 元，500 多元的债务可不是个小数字。贾老当时虽然已是“高干”，工资较高，但他子女多，贾夫人又没有工作，其实也并不富裕，仍然安慰我说：“我比你要强，困难时说话。”嗣后，贾老曾多次借钱给我，再加研究所对欠款也给予了适当的减免，才得以渡过难关。每每忆起此往事，常常是情不自禁地流出眼泪，思念这位长者，思念这位良师益友的关爱之情。

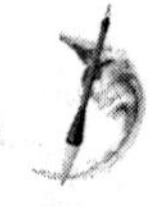

贾老虽然不是出身于书香门第，读的大学也不是名牌，只是个“土生土长”的川至医学专科学校，但他确实是“兰台耕耘，学贯中西，著书立说，自成一体，翰墨探微，德泽于众，培桃育李，名满天下”的大家。由于他倾心于基础理论和医史研究，有人责难说：“他不会看病，算什么中医?”我不同意那种“万般皆下品，唯有看病高”的观点，学有所长，有真知灼见，便是大家，便是有学问的大家。当年，对中医的“七损”“八益”的解释，虽然诸家各有“高见”，贾老则力排众说，认为这“七损”“八益”是对房中术而言，有的人甚至出言不逊，讥讽为“胡说八道”，后来马王堆汉墓出土的帛书证明了贾老之言是正确的。

贾老不仅是医学理论家、教育家，他还酷爱文学艺术、书法篆刻，我曾见过他年轻时篆刻的印谱，对此我虽然是地道的门外汉，不敢妄加评论，但看来他至少是下过一番工夫的。对于文学艺术、哲学、历史，贾老都有深刻的研究。在他的《平凡的一生——耄年自述》书稿中，收录诗作25首，联6首，其中记述1981年5月参加黄山学术讨论会的诗，绘声绘色，今录于下，共赏之。

参加黄山学术讨论会

1981年5月

同道本同行，各在天一方，
今日逢盛会，欢聚黄山旁，
论学出玑珠，争鸣放奇葩。
吟诗“立马”畔，写句“笔生花”，
“天都”增秀色，“迎客松”更香，
佳肴助余兴，美酒泛清光，
青老齐欢乐，群贤共举觞，
来年更结丰硕果，再写黄山好文章。

说来贾老的雅兴颇高，事事关心。众所周知的宋代女词人李清照，世间有讹传说她有“晚年失节改嫁”之事，贾老对此甚感不平。他根据1981年齐鲁书社出版的黄墨谷《重辑李清照集》，费时数年，稿亦数易，条分缕析地论证是胡仔恶意

"忍以桑榆之晚景，配兹驵侩之下才"篡改为"猥以桑榆之晚景，配兹驵侩之下才"，致使李清照名被玷污了大几百年。贾老写的散文《读李清照 <投内翰綦公崇礼启>》，有理有据，值得一读。

2005 年 6 月

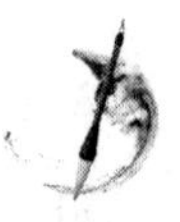

追怀《中药研究文献摘要》主编——刘寿山先生

众所周知，文献工作是科学研究的先导和序幕，中药研究自然也不例外。中药文献大体上分为传统的本草文献和近现代研究两大类，后者期刊是主要的载体。我的老师刘寿山先生在新中国成立后经搜集、整理，编成洋洋400余万字的《中药研究文献摘要》。

刘寿山，男，江苏省沛县人（祖籍山西洪洞县），1912年生，1999年卒于陕西渭南，享年87岁。先生于1940年考入当时的北平医学院，因病辍学，后拜师于著名生药学家赵燏黄先生门下，学习两三年后返回家乡山东沛县（当时沛县属山东管辖），开设药铺兼行医。1949年北平和平解放，刘老"毛遂自荐"，并在赵老先生的荐举下，做了中央卫生实验院（今中国医学科学院）文献学家龙伯坚先生的"秘书"，自然受到了龙先生的熏陶和指点，又结识了一些中医药界的知名人士，如王药雨（乌贝散的创制者）、朱颜（中药药理学家）等，再加上自己刻苦学习和赵燏黄、周军生等的栽培，渐渐积累了大量的

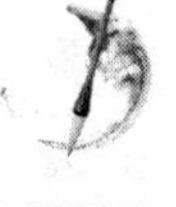

中药研究的现代文献，成为中药文献学的行家。后来被下放到陕西省三原，工作由中国医学科学院陕西分院药物研究所辗转到陕西渭南地区中医学校直至病故。但收集中药研究现代文献的工作仍坚持不懈，在极端困难的情况下完成了《中药研究文献摘要》第 1 卷，并由科学出版社于 1963 年出版发行。至 1975 年先后 3 次印刷，计 1.6 万余册，此书的出版不仅受到国内药学界前辈的赞扬，也受到国外学者的好评，更为广大中药研究工作者提供了检索文献的方便。至 1984 年第 4 卷出版止（第 5 卷改由刘嘉森主编）前后共 4 册，时间跨度为 1820—1984 年，凡 164 年，涵盖世界各地，用中、日、英、俄、法、拉丁文撰写的中药研究文献 12 300 篇，涉及的杂志 1220 种，中草药上千种，共约 448 万字（1987 年第 5 卷出版后，由于计算机的广为应用而终止）。今天年轻的学者可能体会不到过去文献查阅的艰辛，这在当时完全靠手工查找摘抄，还要分类编排、核校，前 4 卷仅摘录的卡片就有 4 麻袋，4 卷书净重 4.5 千克，可见耗费时日及工作量之大。所以该书获 1978 年国家科技大会奖和多次省级奖励；香港中文大学中药研究中心将该书的 1～3 卷选译为英文输入电脑以供检索；著名中国科技史的作者李约瑟博士专门致函刘老表示祝贺，称其著作是“大有裨益于每一个中药学研究者的巨著”，由此可见其影响之深和广了。

我追随刘老，乃承蒙谢海洲老师之举荐，并有幸忝列门墙，学习中药文献，遂于 1974 年参加刘老正在编撰的《中药研究文献摘要》的工作（第 2～3 卷）。时值我们单位——山西省中医研究所（今山西省中医药研究院）派我到北京宣武医院给该院的西医学习中医班讲授中药、方剂课，下午讲课，上午陪同刘老到医学科学院药物研究所图书馆查阅文献，摘译卡片，从中不仅学到了许多文献学的知识和检索的技巧，提高了工作能力，也真正体会了文献工作并不是简单的“东抄抄，西抄抄”，更不是“天下文章一大抄”；相反，文献整理和蜜蜂酿蜜一般，要把原始文献经过咀嚼消化，取其精粹者而和盘托出之，既不失真还要畅而达。

还值得称颂的是刘老为人忠厚，淡泊名利，生活简朴，团结同志为中医药事业奋斗。刘老常给我说，要与人为善，团结合作，不要因人废事。当时参加编写翻译摘录的人除了一些老专家外，不少人都还是青壮年，大家团结在刘老周围，各负其责，如南京的李飞、张德超，北京的王铮、崔万钧，上海的吴焕等，都做出了很大的贡献。刘老住在潘家胡同 52 号后院，他的住所号称一间，实际上也不过十几个平方米的面积，靠窗边的是一张长不到 1 米，宽也不过 50 厘米的小桌，这就是刘老的办公处所，就这么个地方同时还要供一家三口人的生活起居使用。那些年生活供应又不好，什么东西都是凭证供应，刘老每天傍晚背上小包，到菜市口买馒头，因为那里的馒头个儿大，要的粮票少。有时候我出差开会带回一点不要粮票的熟食，刘老和师母总是连连道谢。刘老在经济上也很困难，总见他穿着一套旧的中山装，好像没换过新衣服似的；为了买稿纸，把仅有的一块手表也卖了。有一天陕西省卫生厅的江淼同志来看望刘老，看到这般情景，也感动地流下了眼泪。后来还是在陕西省渭南地区中医学校的支持下，才完成了后 3 卷的工作。

在这半年左右朝夕相处和前后的交往中，刘老还讲述了不少有关中医药的轶事与见闻等。如清代山西籍医生王堉手著《醉花窗医案》的原稿（现存北京国家图书馆），是一本有价值的山西科技文献，是由北京农业大学兽医学家张仲葛教授从收废品的手推车上廉价购得之手抄本，藏于家中数年。1961年将其交给了刘老，刘老又将其转交谢海洲老师过目，而后刘老携书到陕西三原，先后转手于三原县中医院房温如、李源两位大夫和陕西中医学院张厚镛老师，以及中医研究院耿鉴庭老师等。刘老曾多次和我谈及此事，并嘱我想办法将该书“回归故里”出版刊行。我请示时任山西省中医研究所所长的贾得道先生，照准后遂于1980年从张原镛老师手中拿回原稿，经资料室整理校注后于翌年内部刊行（后改由山西人民出版社出版）。此书各医案前面的小标题系由谢海洲老师及房、李两位先生所为，文字改动不大，传递都是通过我完成的。此外，刘老还较详细讲述过几个药物，兹将两个较少流传和应用者记述如下，供做参考和交流。

1. 羊红膻

羊红膻是陕北地区的一种草药，又名羊洪膻。原为陕北民间用做牛羊等牲畜的复壮剂，因其有一种羊膻气，故有此名，主产于陕西延安等地。医生用于临床有培补脾肾之功，对于克山病的心慌、气短、咳嗽治疗有效，心电图也可以得到改善。羊红膻其原植物是伞形科缺刻叶茴芹的根或全草，药性偏温，体质虚弱者服用常能获得改善，并能治疗慢性支气管炎、阳痿等症。刘老说他自己和朋友冬天服用过（水煎剂），确能使精神振作，体力增强，其他人亦都称有补气固肾、壮元阳之功。

据考，药理学研究表明，羊红膻主要有以下几个方面的作用：①强心，增加冠脉流量，改善心肌的能量代谢。②有明显同化激素样作用，而无雄激素样作用，促进正常幼鼠的生长发育和性成熟，体重、胸腺、性腺明显增重，雌性鼠性成熟提前。③耐缺氧、抗疲劳作用。④兴奋垂体－肾上腺皮质系统，抗高脂饲料引起的甘油三酯升高和脂肪肝等。本品作为兽药用于牲畜的复壮，能治疗僵猪和促进牛发情排卵，提高乳牛怀胎率等，故西北地区民谚曰："家有羊红膻，骡马拴满圈。"早在20世纪80年代即有临床文献报道，羊红膻用于人体有调节和改善细胞免疫功能的作用；治疗冠心病其疗效与心得安相当，而副作用小，但其药理作用迥然不同。由是以观，羊红膻似是有开发前景的一味草药。

2. 水飞蓟

水飞蓟原产于南欧至北非等地，1972年由西德引入我国，试种于咸阳罗布麻试验坊，种植成功后，推广于西北、华北等地。它对土壤要求不严，据说在原产地垃圾堆上也能生长，国内在盐碱地上种植也获得满意的结果，可见栽培上并无困难。可以春天播种，也可以秋天播种，后者产量高，药用部位为其成熟的种子，种子含油丰富，可以榨油供食用。其有效成分是黄酮类化合物水飞蓟素，即西利马林（Silymarin），经国内外药理研究证明有良好的保肝、保脑和抗辐射作用。近年来发现还能降血脂、抗动脉粥样硬化，改善血流变，保护心肌等。国内的大型中药书《全国中草药汇编》《中华本草》等已有收载，并注明其药性苦凉，功能清热利湿、舒肝利胆，用于急慢性肝炎、肝硬化、脂肪肝、胆石症、胆管炎等。但真正从中医药角度使用于临床上的报道，似不多见。据我所知，真正用于临床的制剂有益肝灵片、“水林佳”胶囊，实际都是水飞蓟制剂，推测这个名字的由来可能是取原植物水飞蓟和其有效成分西利马林第 4 个字，缀上个佳字，言其功能佳也。这个药和前面的羊红膻一样，都是由刘老讲述的，因其一个是草药或称兽药，一个是由外国引进的“洋中药材”，特予介绍。

1999 年 4 月份，收到刘老的一封亲笔信，信中说他的白内障已做了手术，效果很好，看东西已不成问题，目前住在陕西杨凌区他小儿子处，儿孙绕膝，尽享天伦之乐，并嘱我做好准备要再干一番。我当然很高兴，立即回信表示祝贺和慰问，并汇报了我的近况，还寄去了一本有关的材料，请刘老过目。不料 6 月 3 日上午却收到了渭南中医学校的一封电报，告知我刘老不幸病故，6 月 3 日上午 9 时举行遗体告别云云，遗体告别已来不及参加了，只好含着眼泪到电信局发了唁电，以示哀悼。

刘老驾鹤西去，我未及送行，是我终生的遗憾，至今想起来就情不自禁地流泪。今年 5 月 31 日是刘老逝世 3 周年，含泪草此小文，以示悼念和感激之情。

2009 年 1 月

轸念师兄朱进忠

我和朱进忠是在北京中医学院（今北京中医药大学）读书时的同学，寒窗共读6年有余。他长我2岁，1962年毕业后又同时被分配到山西省中医研究所（今山西省中医药研究院），同在一个科室，同住单身宿舍一个房间，直到1973年他的宝眷来并才分开，但仍是一个单位，天天见面。1990年我被调入山西中医学院，屈指一算，已有34个春秋。我俩虽然不是同胞兄弟，但能如斯者，也是天赐“良缘”。2006年11月5日，得知朱兄患冠心病住院，甚是焦急，翌晨早8点我到病房探视，握手言谈，神色俱佳，安慰过后，当日下午我便赴南宁开会。待我返回太原，方知朱兄已驾鹤西去。不料6日的握别竟成永别，不禁泪下。

朱兄进忠，1933年4月出生于河北省定州市西坂村。朱兄一家全是医生，其父朱好生先生是当地名医，其长兄、二哥、三哥也都是名医，且有着光荣的历史。其父在抗日战争时期，为八路军购买药械，救治伤病员，曾受到冀中军区的嘉奖。新中国成立河北省人民政府还为其父立了碑，以示纪念。生在这样家庭的朱兄，考进北中医后，一心只读圣贤书，学业进步更快，被同学们戏称为“朱夫子”。参加工作后，由于既有家传、有师授，因此诊疗上如鱼得水，技艺高超，名噪三晋。古稀之年退休后仍坚持门诊，每日门庭若市，半天要看七八十人，下午两点钟还不一定能下了班。朱老临证，善用经方，且不拘泥于病名，更不拘泥于某方治某病，巧思善辨，常以最普通的药，用几味药的小方而治愈大病、难治病，如心律不齐、房颤等，因属于中医的脉结代，恒以炙甘草汤治之。朱兄则不囿于此，坚守辨证施治，按证用方。一患者因心悸数次查心电图结果为期前收缩，或房颤，或二联律、三联律出现，被诊为心肌炎，住院治疗 7 个多月，除西药外，还兼服中药炙甘草汤加减 200 余剂，始终未效。朱兄根据患者头晕心烦，胸满胸痛，心悸失眠，舌苔薄白，脉弦而结，诊为血虚肝郁，治以养血舒肝，用逍遥散原方加丹参 15 克，服药 4 剂，诸症好转，30 剂后，诸症消失，心电图恢复正常。何以如此神效？乃由不拘泥于俗套——脉结代者炙甘草汤主之，而是坚守辨证论治，真正做到了病无定方，故能寥寥几味药而病却应手而愈，被誉为临床大家，名不虚传。

朱兄不仅是临床大家，而且是著书立说，笔耕不辍的高产作家。据我粗略统计，由其主编、参编和编著的中医著述至少有 26 部，合计约千万言，真可谓著作等身。其中仅其自著的《中医临证经验与方法》和《中医临证 50 年心得录》二书，就有 170 余万字。更为钦佩的正如其在书首声明的那样，“本书所列疾病均是我治疗过并取得疗效的”，这朴实诚恳的 18 个字，确实道出了他近 50 年来在内、外、妇、儿、五官各科 290

个病症的临床经验，其特点和精粹是将中医药基本理论与临床密切结合，对每一个病例都加以具体分析，既分析成功的经验，又总结失败的教训，理、法、方、药兼备。

有家传又有师授，又有临床实践和经验，在药品开发上自然要结出硕果。其中影响最大的就是名震全国的“宝宝一贴灵”，它救活了一个名不见经传的县办小药厂，就这一点来说，朱兄也是功德无量。朱兄还是社会活动的积极分子，他是多个学术团体的理事和专业委员会委员，多种杂志的编委，还是山西省中医药研究院硕士研究生导师和第二届全国名老中医师承指导老师。曾任山西省政协五、六、七届政协委员，山西省卫生厅中医局高级顾问等。由于他在中医药方面的突出贡献，早在1992年就获得了国务院颁发的政府特殊津贴。

2009年9月

第二篇

侍师襄诊杂记

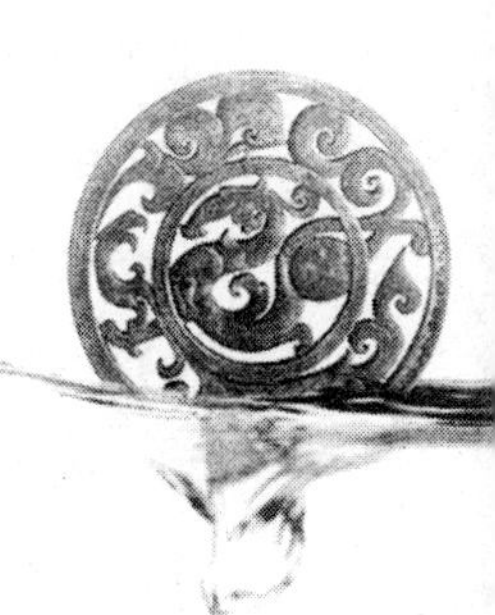

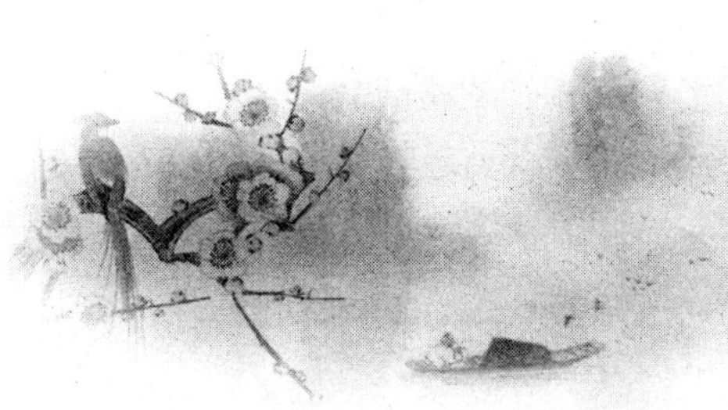

1956年9月1日，我高高兴兴地迈进了北京中医学院（今北京中医药大学）的大门，如愿以偿地成为一名大学生。刚刚建立的这所高等中医学府，当时借住在北京市东城区北门仓北京市中医进修学校的校舍里，1958年才迁入海运仓胡同原“朝阳大学”的旧址，教室、实验室、宿舍、操场和附属医院等都在这个院子里（今中国中医科学院和东直门医院的大院）。今天回想这些情景，仍然很兴奋。这个大院虽然不算很大，学生也不多，然而就在这大院里确实汇集了中医界的许多名流和前辈，除了京腔京味的北京中医名宿，如于道济、陈慎吾、马龙伯等之外，还有从全国各地调来的中医界的学者和有识之士，如说着上海普通话的秦伯未、章次公、余无言等，江苏来的人最多，至少有二十几位，如王慎轩、程莘农、印会河、董建华、杨甲三等；更有高嗓门讲四川话的任应秋、李重人等；说东北话的大多是讲授中医基础课和西医基础课的沈阳医学院来的后起之秀如刘国隆、邱树华、金恩波、贲长恩老师等，我记得巩国本老师讲生物课用的小蝗虫，邱树华老师讲课用的尸体都是由沈医支援的。学生的组成，除了我们本科生外，还有师资班和中药研究班的成人学员，1958年左右先后来了苏联的两位留学生和朝鲜、越南的留学生数十人。可以这样说，在短短的3年时间，老师和学生中的各路人马已基本齐备，特别值得回忆和思念的除了老一辈的先生外，还有和我们朝夕相处为培养我们成长而贡献了毕生精力的当时的中青年老师，如刘渡舟、谢海洲、董建华等，现在或已“油尽灯熄”而仙逝，健在的也都已年逾八旬。他们当中有家传师授的“纯中医”，也有西学中和中学西的，如印会河、程莘农、焦树德、廖家祯等，尽管他们当中不少人屡遭磨难，仍然无怨无悔，依然为我们的成长付出了无数的心血，这是我们铭刻心中永世不能忘怀的。我们这些当年老师的学生，如今也大多已步入古稀之年，遥想能在20世纪五六十年代，有幸聆听这些德高望重的老师们学贯古今的课堂讲授和临证襄诊指导，对每一个人来说，虽未能尽得其传，但老师们的音容笑貌、谆谆教诲及其宝贵经验，仍时时浮现在脑海中，为此深感万分荣幸。因此有责任把当年在校学习期间和工作后的实践体会，结合本人所在地区中医前辈们的经验及教诲，加以整理，奉献给读者，应该说是我们这一代人的义务。本于此并应《山西中医》编辑部之约而草成此文。同时，还想以此作为向尚健在的老前辈们的汇报和敬献给已故老师的一支小花，略表感恩和思念之情。此文虽多是只言片语，甚或有些杂乱，但仍可能有益于来者。由于事情已过了半个世纪，仅能就个人回忆所及而写，难免有不确切的地方，敬希尚健在的老师和同学、同事们指正为盼。

2006年4月

中医处方的书写格式

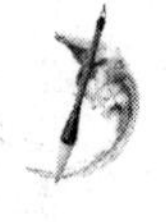

中医处方的书写格式，似乎和书法中“自古执笔无定法”一样，五花八门，但秦伯未老师似有未见成文的格式，一般秦老的处方多为11味左右，每张处方写4行，1~3行每行3味药，第4行1~2味药。按君、臣、佐、使排序，他要求按这个规矩抄写他的处方，字迹要清楚，不喜欢乱七八糟的上下乱写、乱添，大体的样子如下：

××× ××× ×××

××× ××× ×××

××× ××× ×××

××× ×××

秦伯未老师（1901—1970）是上海市人，名之济，字伯未，号谦斋。他出身于中医世家，幼秉庭训，耳濡目染，影响至深，博览群书，经史子集无所不读，1923年毕业于丁甘仁创办的上海中医专科学校后即悬壶济世，很快名噪于沪上，与程门雪、章次公被称为上海中医“三杰”。1955年奉调北京，任卫生部中医顾问，执教于北京中医学院。一生著述甚夥，合计约千万言，不愧为近现代中医之泰斗。秦老不仅诊病、讲课、写文章绝佳，而且诗、书、画亦堪称三绝；待人和蔼可亲，诲人不倦，深受同学们和医界及病家的爱戴和称颂。他1970年病逝于北京，其代表性名著由吴大真、王凤岐二君辑为《秦伯未医学名著全书》。1958年临床见习期间，我有机会跟秦老襄诊抄方，由于不谙处方书写的规矩，抄写的处方较乱，秦老随即另取一张处方笺，规规矩矩地另写了一张作为示范，字迹端正，整齐清晰，当时在侧的尚有师兄吴伯平等。关于处方的书写，在我们毕业前夕，秦老还专门给我们讲过，详见秦老手著《谦斋医学讲稿》。自此以后，迄今40余年来我一直照此格式书写中药处方。然而，近年出版的《山西省病历书写规范》中规定处方书写要求是药名横写，每一行1～4味药，排行整齐。当然，那我也只好就范，但在我家中有病人来诊或到街上药房配药者，仍按秦老的格式书写，大概是时间太长了，习惯成自然，没有监督就“犯病”。

说到中药处方的书写形式及其内容，尚有值得讨论和商榷之处，如药物的品名，脚注和用法说明等，都应注意。因为处方实际上是一个简要的用药说明书，是让病家和药房调剂人员照此操作的，除了字迹要清楚，不用错别字或生造字及异名、怪名外，特别应当注明煎服方法，如何者先煎，何者后下，何药为引，或冲服，或烊化服，以及服用时间、次数等均应一一注明。近年由于煎药机的使用，对于先煎后下，以及煎煮时间等，似都是一律“平等对待”，是否会因这种简单的少数服从多数的平等对待而使疗效受到影响呢？虽然有一些报道，似还有待深入研究。

我是粗心大意的人，秦老等先辈们手书的处方我没有保存留下一张，实在是遗憾之至。实际上，名老中医的处方可以说是一种艺术珍品，尤其是以前的名医处方，多选用优质的毛边纸或宣纸、常印有淡雅的花鸟鱼虫图案，用毛笔书写，有患者的姓名、住址及简单的病历、病程记录，而后是处方用药和医嘱，最后为医生签名，字体多雅秀飘逸，再钤上珠红的印章，真不啻一个上好的书法作品。浙江中医药大学林乾良教授是一位多才多艺、医艺兼通、文史兼备，又善治印的医师和教师，编著的《中药》一书，行销海内外，极享盛誉。记得20世纪70年代，我曾拜访过先生，亲见他在当时搞“备战”“深挖洞”时，从挖防空洞的土堆中搜集了很多的旧砖碎瓦，集古探宝。后来他还致函舍下托我收集山西省内医家的处方真迹，并寄来印制漂亮的方笺若干，我遵其嘱奉上数帧，算是完成了任务。迄今，林氏已收藏了近150年来的名医处方甚多，故其斋名曰“万方楼”，名实相符。2003年9月，《中国中医药报》将其所献之藏品开辟《万方楼名医处方真迹》专栏，以飨读者。

2006年4月

炭药的妙用

祝谌予老师是北京名医施今墨先生的弟子，也是施老的门婿，可以说是施门再传的第一高手。他早年留学于日本金泽大学医学部，是中西医结合的学者和推广者，北京中医学院的首任教务长，在20世纪50年代中叶，他除了有教务工作，还给我们讲授《金匮要略》和《日语》，带领我们临床实习。记得1958年在北京门头沟煤矿医院见习期间，祝老曾把施老常用的百余个药对油印成册，发给我们学习使用。大体就在此前后，祝老还把他临床上常用炭药的经验，也刻印出来分发给我们学习，并结合临床讲解、示范使用。这和对药一样，是祝老传授给我们这一代学生用于战胜疾病的有力武器，是留给我们晚辈们用之不竭的无价之宝。

炭药是中药的炮制品之一，一般是直火加热，使原药材炭化变成焦黑色，但不能烧成灰，所以叫“妙炭存性”，意思是虽然炒黑了，但不能使其原有药性丧失殆尽，更不能烧成灰。按炮制方法说烧成灰常称为霜，如百草霜、鹿角霜等。一般来说，炒成炭可以使药性变缓和，如栀子炭、黄芩炭等，寒凉之性较原药有减；或为改善其某些特殊的不良气味；也有的是改变了原来的药性或增加了某些特有的功能和减轻一些不良反应，如干姜本为辛热，善于温中健脾，炮黑后称炮姜炭，性属辛温，多用于虚寒性的出血症，就是使之由热变温，又增加了“血见黑则止”的止血功能，如生化汤用炮姜炭即是此意。然而祝老除了用地榆炭、侧柏炭等改变其寒凉之性，增强收敛的涩性以止血之外，还常巧用炭药于胃肠消化系统的肠炎泄泻、痢疾等病 ，祝老认为，炭药用于肠炎、痢疾的腹泻，不仅有利于收涩止泻减轻症状，还能通过炭药的吸附作用而达减毒之功，如祝老最善用陈皮炭和苍术炭即是此意。我体会，这两味炭药对于急性肠炎的水泻如注，噗噗作响，排泄物中泡沫甚多者，用之最有效验。在临床上，我对于这样的病人，都用藿香正气散，将方中苍术、陈皮改用炭药，但药房一般不备此品，可嘱病人将陈皮、苍术置铁锅中炒至冒烟后使用，虽未完全炭化，似也有较好疗效。

据祝老讲，炭药在日本的应用也很盛行，日本名叫“黑烧疗法”，并做过专门的研究，据说还有一本日文的专著叫《黑烧の研究》，我曾多方搜求都未能找到，我现在手头的一本日文《黑烧疗法五百种》是我在读大学的时候从旧书摊上买到的，没有封面、封底，但还有目录，按目录看书应是 246 页，尚存 242 页，仅缺 4 页，至于是什么出版社，何时出版，都不得而知，在正文部分表明，编者是“主妇之友社编辑局编”。看来不是一个学术性的著作，而类似于我国的验方之类的生活科普读物。书中著者田中吉左卫门博士在《关于黑烧疗法》一节中说，由于现代医学传入日本，对自古以来的汉方医似乎均已遗忘，而起源于汉方医的黑烧疗法更没有什么地位，只流传于民间，并说就其成分来说类似于西方医学用干馏制得的骨炭，但它确有某些疗效，因此不能轻易否定。从该书中介绍的黑烧药的制法看，大体就是中药炭药的炮制方法，一般都是用直接加热炒制，个别也有像制血余炭那样的煅烧法，所用原料植物、动物药都有。据我所知，以前日本最有名的黑烧药大概要算是“伯州散”。该药系由螃蟹、反鼻（即蝮蛇）、鹿角等制成，是皮肤科治疗肿疡的要药，好像也可用于某些慢性虚损性疾患。

2006 年 4 月

医应识药

医药本为一家。古今中外似乎都如此，如英语的 Medicine，就是医或药的意思。在我国古代，药王就是名医的代称，不过在不同的时代，不同的地区，其代表人物都不一样。民间药王庙供奉的药王主要是两位，一是扁鹊，一是孙思邈，然而这两位都是名副其实的大医家。随着时代的发展，医与药渐渐分离，各执其业。晚近，由于临床药学的兴起和发展，医与药又向着相互结合方向走来。记得在 1979 年杭州举行的中国药材公司直属药厂领导人会议上，当时公司的书记就倡导每个中药厂都应配备一名中医师，以便医药结合，开发研制药品，确有先见之明。在我读大学时，谢海洲老师就时常强调“医应识药”，这句话的意思有两层：一是要医生谙熟药物的性味、功能主治和临床应用。并引证杜思敬的话说，“医不专于药，而舍药无以全医”（《济生拔粹》）。就是说，理、法、方、药是一个整体，医者若对药物的性能主治不够娴熟。即使辨证无误，也常有无药可用之感，或因选药不当以致影响疗效，甚或贻误病情。二是指医生还应认得药，能够辨识药物的优劣真伪。谢老师有这些本领，他幼秉庭训，习医学药，甚至还帮着自家药铺的药工师傅加工药材。1947 年，他考取中医师后，又拜著名药学家赵燏黄为师研习生药，在赵老先生身边工作达 17 年之久。新中国成立后，20 世纪 50 年代初，谢老师当过《中药通报》（今《中国中药杂志》）的编辑，在陈慎吾老师办的中医讲习所讲授中药、方剂课，并躬亲力行，深入实际，调查研究，辨识药物，据我所知谢老曾先后到过祁州（今河北省安国市）、樟树镇（江西省）等药市考察中药材市场。在广西西南隅的靖西县，目睹了树上的寄生，他描述说："叶片宽大呈薄片状，具羽状脉，小枝或无毛或稍被毛，枝形很大，宛如树上生的小树。"这是在与桑寄生的形态做比较，由此可见他对药物研究广泛深入细致之一斑。1958 年暑假，谢老师曾带领我们在北京西边的天泰山、八达岭长城脚下的西拨子一带认药和采药。使我初步认识了一些中药的基源植物和形态，对我后来从事中药、方剂学工作，是一个启蒙和促进。在北京中医学院（今北京中医药大学），谢老师是给我们主讲中药学的老师，后来他又筹办中药系，并担任第一任系主任。中药系早期的毕业生和中药研究班的学生，现在大都已步入花甲之年，学生的学生也已是桃李满天下了。

谢老师是国内外知名的中医药学家，20 世纪，其经验方生血丸和癫痫宁都先后分别由天津及大同中药厂正式生产，并载入了《中国药典》。谢老以擅治脑髓病和风湿病著称，自创经验方——三黑荣脑汤是他晚年的经验总结，该方以三黑（黑桑葚、黑大豆、黑芝麻）为君，伍以熟地、菟丝子、人参、黄芪等。此方用药之妙在于选用辛香气浓，味薄升散之祛风药羌活配柴胡，以升举清阳之气达巅顶，行经人脑，有事半功倍之效。在处方配伍用药上，谢老特别强调在注意君、臣、佐、使的基础上，还要注意到五个方面的辨证关系，即散与收，攻与补，温与清，升与降和静与动。谢老指出：这五个关系既是独立的，又是统一的，即它们是相互联系，相互渗透的，可补君、臣、佐、使之不足。按我的理解，这种辨证关系实际上是中医药学非线性思维的具体表现，是中国传统文化“相反相成”哲学思想在医药学中的实际应用。如谢老师临床上常用细辛配石膏，是辛温与甘辛大寒之药相伍，专治阳明胃火牙痛、头痛等症。更妙的是麻黄配黄芪治疗哮喘，收散共用，对于久病之虚喘，两者相配，急者重用，缓者轻用，有宣降升发、相反相成之能，这是深谙中药之特点而悟出来的。众所周知，中药治病的基本原理是用药物性味之偏以纠正机体阴阳之不平衡。也可以说偏是其长，是其功，然而有偏即有弊，性能相反的药物相伍为用，正是用其长除其弊，所谓相反相成者，此之谓也。关于谢老用药之详细经验，由师弟杨增良教授整理的《谢海洲用药心悟》一书可供参考。

2006 年 7 月

定痛良药——冰片

任应秋老师（1914—1984），字鸿宾，1914 年出生于四川省江津县。17 岁开始学医，23 岁就读于上海中国医学院，未及毕业，因抗日战争爆发而返回四川。新中国成立后，曾执教于重庆市中医学校，1957 年调入刚刚创建 1 年的北京中医学院。他学识渊博，人人称颂，开创了“中医各家学说”的新课程，是现代中医学理论界的学术权威，他的著述之多真可谓等身。据统计，自 1936—1984 年，出版著作 36 部，报刊发表论文 161 篇。未刊出者 133 篇，作序和题跋 24 篇。在我们毕业前夕，曾以讲座形式给我们复习讲解了《黄帝内经》《伤寒论》等，20 世纪 60 年代出版的《病机临证分析》一书就是当时讲座的内容之一。任老师讲课嗓门很高，满口地道四川话，旁征博引，有时还一字不落地背诵《黄帝内经》《伤寒论》等原文。

任老不仅是教学讲课能手，也是享誉国内外的名医。记忆深刻的是有一位头痛的病人，任老师开的方子除了汤药以外，另加冰片冲服，效果不错。临床上我也用于神经衰弱、血管神经性头痛，用川芎茶调散方加冰片 0.2 克冲服，疗效满意。冰片性味辛、苦、微寒，一般中药书籍都列入芳香开窍类药，常用于治疗痰热闭窍的神昏不语等症，外用治疗眼、耳、口、舌及疮疡肿毒和烧烫伤等。本品虽说有清热止痛之功，似都是指外用，如口疮、牙痛、烫伤等，冲服治头痛似不多见。20 世纪后期广州中医药大学等药理研究证明，冰片经胃肠道黏膜吸收迅速，5 分钟即可透过血脑屏障，且能停蓄一定的时间。这也许是芳香开窍药醒神、镇痛以治疗神志昏迷、冠心病心绞痛等症的现代药理学根据之一。此外，也有人将 50 克冰片用 75% 的酒精 100 毫升溶解，用棉签蘸此溶液涂抹于右胁肋部的肝区，治疗肝癌的疼痛。据考，冰片有三种：一是龙脑香科植物龙脑香的提取物结晶，名龙脑冰片，习称梅片；二是由菊科植物艾纳香制取的艾片，此两种均属天然冰片；三是由松节油、樟脑等化学合成的机制冰片，现在市场销售的多为此种。不论哪种冰片，都不溶于水，故只能研末或装胶囊吞服，只入丸散，不做汤剂。

2007 年 4 月

抗感染良药——鱼腥草与山豆根

印会河教授生于1923年。江苏省靖江人，系三世祖传中医。20世纪50年代，曾两次参加中医进修。1957年，调入北京中医学院（今北京中医药大学），历任内科教研组主任、兼附属医院医务主任。中日友好医院建立后，任该院副院长。享誉海内外的中医学理论专著——《中医学概论》，即由他领导主编，1983年编著的《中医内科新论》和20世纪60年代的《伤寒金匮贬》都是他的代表作。最能代表印老师个性和风趣幽默的是他自己撰写的一篇短文——《我是怎样坚定走中西医结合道路的》。文中说："1940年（我）单独开业，在祖传世医的幌子下，还颇有招徕。在武进和上海都考上开业执照，井蛙管豹，一时怡然自得……"临床上印老师强调抓主证和中西医结合，别具一格。

鱼腥草配山豆根以代替银花、连翘，即是印老的创造。此事缘于20世纪"文化大革命"期间，中药银花等供应紧张，常常开出方子而无此药供应。印老临床发现，鱼腥草、山豆根同为清热解毒药，用于治疗上呼吸道感染作用不亚于银花、连翘，且有速效。所以，他在《中医内科新论》中大加赞赏。据考，鱼腥草原名蕺菜，首见于《名医别录》，大概是因其有鱼腥味，故称鱼腥草，它的本名——蕺菜反被人们遗忘。鱼腥草之名已收入《中华人民共和国药典》，真是喧宾夺主了。鱼腥草是一味药食兼用的植物，临床上以清解肺热见长，用于痰热壅肺的肺痈胸痛，咳嗽吐痰，甚或咯脓血痰等症。近年来的研究表明：它有广泛的抗菌作用，故有天然抗生素之称，并制成了注射液，用于多种感染性疾病，是中医急诊科的必备药品之一。之前曾因其发生过敏反应而被停用若干时间，这是应当注意的问题，但也不必因噎废食。

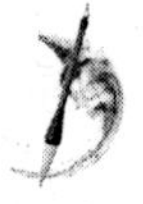

2007 年 4 月

厚朴功效之争议

关于厚朴的效用，北京中医学院开院的四位元老之一方鸣谦老师对此药颇有微词。他认为，该药性燥烈，破气之力大，用之不慎则伤元气，并说有一妇女，服用厚朴因破气太甚，元气暴脱，遗尿而亡，故厚朴之使用要慎之又慎，必要时可选用"次厚朴"减缓破气之力，不致偾事。

我毕业后分配到山西省中医研究所（今山西省中医药研究院）临床研究室任研究实习员，该所有位名老中医王雅轩副所长，每遇胃纳呆、脘腹胀满之症，常用厚朴等药，动辄每剂用五钱以上，效果颇佳。他认为，厚朴对于消化不良的胃纳呆、脘腹胀满最为有效，不伤正气。

玩味此二老之经验，可以说是距离甚大。据考，厚朴为木兰科植物厚朴的干燥树皮或根皮，性味苦温，一般认为是理气的常用药，能燥湿、下气、除满，对于胃肠道疾病如肠炎、痢疾以及消化不良的纳呆、腹胀满等症有效。用现代的观点来看，似是一个胃肠动力药，能促进胃肠蠕动，与枳实、大黄伍用的承气汤类，能通导大便，治热结便秘或某些急腹症如肠梗阻等有效。2002 年出版的高校教材《中药学》，厚朴未列入理气药中而是列入燥湿药这一章里，与藿香、苍术等同类。如此看来，厚朴的作用似也不算峻烈，视为开胃、消胀满、助消化的药似也并不为过。方老秉性谦和，为人温良恭俭让，以中和为贵，在用药上对常与“冲墙倒壁”（《药性歌括四百味》语）的枳实相伍的厚朴，焉能不慎哉。

2007 年 4 月

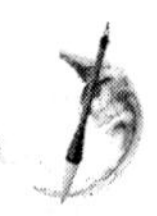

功多用广的大枣

大枣为鼠李科植物枣的成熟果实，秋季成熟后打下晒干，收储备用。大枣也叫红枣，因产地或品种的不同还有很多名称，在山西就有板枣、滩枣、骏枣等，总以肉厚味甜者为上，是药食两用的一种干果。

在临床见习时，有一位高永江老师，对大枣很不以为然，他说大枣腻膈“不能随便使用，有2~3枚足矣”。他还用手指着心窝部，脸上表现出痛苦的样子说，否则，就会“腻膈”，妨碍饮食，脘腹胀满。一般来说，临床使用最多的是作药引，与生姜伍用，调和诸药，顾护胃气，也就是用1~3枚，副作用不多。《伤寒论》的桂枝汤即是其例。又因大枣甘甜缓急，还有缓和毒烈药性、保护胃气的作用，某些有毒或作用竣烈的药物，就常用大枣以佐制之，如泻水峻剂十枣汤及葶苈大枣泻肺汤便是其例证。

大枣味甜，价格也较便宜，是人们经常食用的干果，山西有句谚语说“一日吃三枣，百岁不显老”。现代研究表明，大枣不仅含有多种维生素，还有cAMP样物质、糖类、氨基酸、微量元素等，营养价值很高。据称，山西石楼县产的帅枣，每克（湿重）含有 cAMP 约为 0.21 微克，属全国百余种红枣之首。所以大枣是治疗脾胃虚弱、少气乏力等虚证的良药。还能用于“脏躁”证，如《金匮要略》中甘麦大枣汤即是，中成药“脑乐静”就是用本方制成的糖浆剂，治疗某些神经衰弱、更年期综合征，行之有效。我常在此方中加珍珠粉，镇心安神的效果更好；还有用单味大枣水煎服治疗过敏性紫癜；用民间方狼毒枣治疗 1 例老年妇女的腰椎结核，使用大枣以数十斤计，竟获“治愈”。对于一些难治性肺结核和肺外结核，似也可以试用。在前述病例治疗中，未见任何明显的毒副作用。

2007 年 4 月

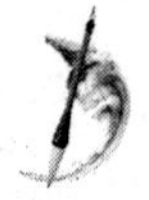

降糖对药

1958年，在门头沟煤矿医院临床见习时，祝谌予老师白天带我们看病，晚上讲经验。讲授施今墨先生习用的对药，印象最深的是降糖对药——苍术配玄参，黄芪配山药。苍术与玄参，一燥一润，相互制约，相反相成，长于止漏浊而降血糖。尤其是隐性糖尿病，其效显著。关于苍术降血糖的机制，他说施老有一个精辟的解释——"敛脾精"，故不畏其燥，与咸润的玄参相配，相得益彰。现代的动物实验已证明，苍术、玄参确有降血糖作用。黄芪配山药，补气健脾，益肾固精，促进脾之运化，能升阳固涩，长于消除尿糖。祝老的经验是也可不用山药而改为生地黄，即黄芪配生地。关于对药的应用，可参考吕景山教授编著的《施今墨对药》一书，论之甚详。

2007年4月

石膏之药性及应用

石膏是中医临床上的常用药，也是金石类药物中应用最广泛的品种之一。临床上应用最多最广的是清热泻火的生石膏，经煅烧后称熟石膏，其性变为收湿、敛疮、生肌而专供外用，通常说石膏系指生石膏而言。石膏常用而用途又广，因此善用者，盛赞之，不善用者则多有诟病，称其质硬而难于消化吸收，性又大寒有损阳败胃之虞。

我毕业实习是在北京同仁医院中医科，指导老师是北京四大名医之一孔伯华老先生的哲嗣孔嗣伯老师。众所周知，孔伯华老先生是京门最善用石膏者，故有“石膏孔”之美誉。孔嗣伯老师继承了孔太老之衣钵，认为石膏是凉而微寒。考《神农本草经》，石膏列于中品，称其味辛微寒，确非现行教材之“大寒”，功能去中风寒热，心下逆气等。医圣张仲景之《伤寒论》《金匮要略》用石膏者有 11 方，而唐代孙思邈的《千金方》用石膏者多达 207 方，涉及内、外、妇、儿各科，尤其是明清以后，温病学派兴起，遂成为阳明气分实热证的首选药物之一。孔师认为，仲景之用石膏是从烦躁、渴、喘、呕吐四处着眼为法。如小青龙汤证，心下有水气，肺胀，咳而上气，脉浮，烦躁而喘，即加用石膏；大青龙汤之用，亦是在于有烦躁；白虎加人参汤之用石膏，是在于大烦渴不解，舌上燥而烦；竹皮大丸证之用石膏，是在于中虚烦乱，此乃针对烦躁之用石膏者也。白虎加人参汤证曰大渴，曰大烦渴不解，曰渴欲饮水；白虎汤是未明言渴而言里有热，渴亦在其中矣；此乃针对渴而用石膏者也。越婢加半夏汤之治人喘，肺胀，以半夏与石膏为伍，小青龙汤加石膏以治烦躁而喘；木防己汤用石膏在于其人喘满；麻杏石甘汤用石膏在于其汗出而喘；此乃针对喘满而用石膏者也。竹叶石膏汤证之欲吐；竹皮大丸证之呕逆；此乃针对呕吐而用石膏者也。孔师深谙仲景用石膏之深意，认为其质重能泻胃火，其气轻能解肌表而生津液，除烦渴，退热疗斑，宣散外感温邪之实热，使热郁从毛孔透出。其性之凉并不过于其他凉药，但其解热之效远较其他凉药为胜。所以孔师坚信，“石膏一药，遇热即放胆用之，起死回生，功同金液，可收意外之效，绝无偾事之虞”。

2008年1月

细辛之妙用

细辛是临床上的常用药，性味辛温，有小毒。

教科书将其列入发散风寒药中，即辛温解表药，功专祛风散寒，止痛，温肺化饮，通关窍。

北京同仁医院中医科主任陆石如（1902—1979）先生也是我的指导老师，陆老师也是出身于中医世家，自幼随其父陆小香、叔父陆仲安习医。陆仲安（1882—1949）先生曾先后在北京、上海等地开业，是享誉全国的名中医之一。善用黄芪，有“陆黄芪”之誉。著名学者胡适先生患肾炎，就是陆仲安先生治好的，已有数篇文章报道过此事。据说，孙中山先生病危时亦曾延请其诊治，可见其影响之大。陆石如老师得二位名家的真传，于1920年行医于北京，1954年参加工作，1960年进入北京同仁医院，任中医科主任。陆老师临证重视调理脾胃，保护气血津液、长于儿科，治疗小儿发热多用疏解消导法。尤妙在巧用细辛之温散以治疗排痰不爽的小儿肺炎高热不退，每佐用些许细辛促使蕴结于肺之痰湿排出，高热即可缓解。盖因痰由湿化，湿为阴邪，得温乃化，故在麻杏石甘汤中稍佐细辛（0.6克），可使痰液顺利排出，痰咳自减，发热随即缓解。这里的诀窍在于用量，否则犹如火上加油，必然偾事。

2008年1月

利尿消肿的葫芦瓢

北京同仁医院中医科的带教老师还有一位年长者吴兆祥（1895—1987）老大夫。吴老是回民，原籍河北省沧州，1936年毕业于华北国医学院，后又拜北京四大名医之一汪逢春为师深造，1940年在北京执业行医，1954年到北京同仁医院中医科工作。吴老善治疑难杂证，有一位肝硬化腹水患者张某某，男，1961年5月6日初诊，已是第二次发生腹水，腹大如鼓，两下肢亦肿胀明显，尿少而黄，周身黄染，胸前有蜘蛛痣。吴老断为臌胀，用茵陈蒿汤与逍遥散加减另加葫芦瓢15克，服药3剂，尿量增加，每日7~8次，连服13剂，腹肿渐消，守方加减服至22剂，诸症大减，共调理半年多，基本康复，恢复半日轻工作。此方中葫芦瓢为较少用中药，考其药，原植物是葫芦科葫芦属的成熟果实，一般认为药用以亚腰葫芦为上，吴老师用的葫芦瓢是另一种，即葫芦属匏的果实，形较大，成熟干燥后从中剖开去瓤和种子，民间常用做舀水的器具，所以俗称葫芦瓢。其性甘平，入心、小肠经，能利水道，治疗大腹水肿，常用量15~30克，入煎剂用。现代研究证明，确有显著的利尿作用。

2008年1月

最有用而最难用的“虎狼之品”——附子

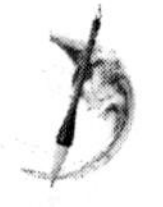

附子是临床上的常用药之一，尽管古今医家都认为该品有毒，但确实是温阳救逆的要药，更是“火神派”扶阳补火的首选药物。附子可谓最有用也最难用，素有“虎狼之品”之称。恩师白清佐先生，是山西省中医研究所（今山西省中医药研究院）创建时的元老之一，山西省太原市阳曲县人，生于清·光绪己丑年，即1889年，卒于1967年，享年78岁。白老在临床上喜用善用附子、肉桂、干姜等温热药，为有胆有识的山西四大名医之一。由于白老既有家传，又私淑黄元御、傅青主之学，临证治疗内科、妇科病，常用附子而获良效。对此，我曾于1964年撰成《侍师医话》一文发表于《山西医学杂志》。白老尝谓：“附子者，附乌头而生，如子之附母，子食母气，以之得气最全，故名附子，以川产者为佳。近世医家，每惑于《本经》辛温大毒之说，视如蛇蝎，终生不敢用，孰不思所谓‘毒’者，正所以起沉疴而能疗疾者也。观仲景一百一十三方，用附子者二十有三，其中生用者即有八方，仲景尝因附子有毒而废用乎？附子之用，上治心肺，中治脾胃，下治肝肾，无处不到，要在配伍得当，用之有法耳。”白老临床上非常重视脾肾，并倡导“脾湿肾寒”之说，他说：“脾为阴土而主升，胃为阳土而主降，乃一身之轮轴，升降之枢纽。脾自左升，肝肾随之，清阳得升，故肝肾不郁；胃从右降，心肺随之，浊阴得降，故金火不炎，肾气不寒，五脏六腑皆受其荫，十二经之气始能通行上下左右，上清下温，阴平阳秘，是谓平人，所谓脾胃为‘后天之本’，盖即指此而言。反之，若脾湿肾寒，则轮滞轴停，脏腑必受其殃，大病将至矣。然脾胃之左旋右转，升降上下，又必须借助于肾气，犹如机器之轮轴转动，必赖锅炉之火气推动，火气微，则轮缓；火气灭，则轴停。《难经》曰：‘肾间动气者，五脏六腑之本，十二经之根。’即是此意。”基于此，故论“治疗之法，舍温肾健脾，别无良途”。并引证黄元御之语：“泄水补火，抑阴扶阳，使中气轮转，清浊复位，却病延年，无妙于此。”这可视为白老“脾湿肾寒说”的理论根源和喜用善用姜、附等以温肾健脾之缘由。关于附子的配伍应用，约略有以下数条：附子配鹿茸，补阳填精，阳痿滑泄者宜；附子伍肉桂，补火力强，以治阳衰肢厥；附子配干姜，温中调脾；肉豆蔻温脾燥湿，涩肠以止泄；附子配党参、黄芪大补中气，劳损虚疲者，党参、黄芪重用，其效尤著；附子配半夏，温中降逆，寒呕能已；附子配桂枝、白术，温经通络，善逐寒湿痹痛；元胡、木香，温暖肝肾，以疗疝痛，附子配当归，温通血海，冲任虚寒不调者宜；尤妙在附子配腊茶，寒热并用，清热助阳，对于内真寒外假热，阴盛格阳证，每奏奇功。白老临证，善用附子，辄以两计，胆大心细，曾告诫曰：除回阳救急之外，用量需由小到大，逐渐增多，适当配伍，可渐增至数两；生者驱邪为主，熟者补虚为上。

看来世界上处处有“阴阳”，有阴就有阳，有阳就有阴，用药上也一样，有喜用善用温热之药附子者，也有喜用善用寒凉者。我在北京的老师孔嗣伯先生就是善用寒凉之石膏者。总的来说，孔门对于石膏的认识是凉而微寒，其功能是举凡热证，即可放胆使用，并无偾事之虞。以上两位老师在用药上一热一寒，各有所宗，并因取得了良好的疗效而名噪一方，究其因，他们均是遵循“辨证论治”的中医药学基本原理，善学巧用的结果。如果说他们都是各有“偏执”，似也并非是诟病。按我的理解，所谓“偏”在某种意义上正是其长，恰如中药的药性有寒、热、温、凉、平之别一样，中医正是利用这种药物的偏性以矫治机体的阴阳偏颇，使之恢复平衡而达到治愈疾病的目的。也就是说这种“偏”可能有其偶然性，但从哲学的观点来说，偶然性中寓有必然性。某些人指责中医的疗效不足信，既没有对照，更不用说双盲了。然而千百年来，中医虽没有“现代化的医院”那样有足够统计学处理的病例报告，却总结出了中医药的理论，始终指导着中医的临床实践，为中华民族的繁衍昌盛做出了重要贡献。因此，我认为侍师襄诊，学其“偏”可也，然不必尽执其“偏”。

2008 年 4 月

治带下用无名异

无名异是一味很不常用的药物，又名土子、黑石子。现代化学分析得知是一种结核状锰矿石。主要含有二氧化锰、铝、硅、铁等20余种元素。性味甘平，无毒。功能化瘀消肿，定痛，燥湿生肌。主治跌打损伤、出血、瘀血肿痛等症，以外用为主。白老说该药善收湿气，以傅青主完带汤加土子、海螵蛸、桑螵蛸等化裁，用于治疗子宫颈癌的带下绵绵，或黄或白，犹如坏卵，腥臭不可近，腹痛下坠等，每用土子30～60克，煎汤代水使用。另外，《本草纲目》载有一治消渴方，即用无名异30克，黄连60克，蒸饼丸如绿豆大，每服百丸，以茄根、蚕茧汤送下，此方可供临床参考。

2008年4月

温肾助阳服硫黄

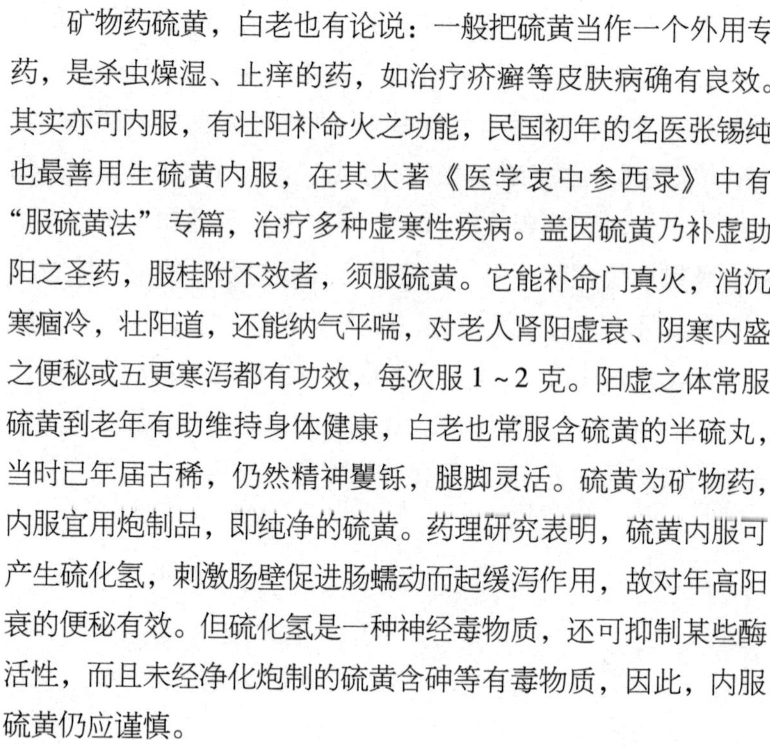

矿物药硫黄，白老也有论说：一般把硫黄当作一个外用专药，是杀虫燥湿、止痒的药，如治疗疥癣等皮肤病确有良效。其实亦可内服，有壮阳补命火之功能，民国初年的名医张锡纯也最善用生硫黄内服，在其大著《医学衷中参西录》中有“服硫黄法”专篇，治疗多种虚寒性疾病。盖因硫黄乃补虚助阳之圣药，服桂附不效者，须服硫黄。它能补命门真火，消沉寒痼冷，壮阳道，还能纳气平喘，对老人肾阳虚衰、阴寒内盛之便秘或五更寒泻都有功效，每次服 1～2 克。阳虚之体常服硫黄到老年有助维持身体健康，白老也常服含硫黄的半硫丸，当时已年届古稀，仍然精神矍铄，腿脚灵活。硫黄为矿物药，内服宜用炮制品，即纯净的硫黄。药理研究表明，硫黄内服可产生硫化氢，刺激肠壁促进肠蠕动而起缓泻作用，故对年高阳衰的便秘有效。但硫化氢是一种神经毒物质，还可抑制某些酶活性，而且未经净化炮制的硫黄含砷等有毒物质，因此，内服硫黄仍应谨慎。

2008 年 4 月

镇静安神配磁石

磁石是较常用中药，首载于《神农本草经》。古人以其能吸铁，“如慈母招子”故名。磁石因为它有磁性而吸铁，所以在中药书中也叫灵磁石、活磁石、吸铁石，失去磁性者为死磁石，并且认为有磁性之磁石为上品。本品在矿物学中属于磁铁矿矿石，主要成分是四氧化三铁，入药应火煅醋淬，捣碎入煎或研粉水飞使用。其性咸寒，归肝、心、肾经，功能平肝潜阳，镇惊安神，聪耳明目，纳气平喘，常用于治疗惊悸失眠、耳聋眼花、头晕目眩等症，如《千金要方》的磁朱丸，就是一个含有磁石的经典名方。白老临床上常用于失眠、多梦、热在心胃两经的狂躁症。后者常配伍清泻心胃火热的黄连、黄芩、大黄等，用磁石咸寒重镇之性以镇心安神，收效甚捷。磁石对于神经衰弱一类的失眠、心悸、怔忡等有效，对于风湿性心脏病的心动过速也有效验。我在临床上用炙甘草汤加磁石、仙鹤草等，治疗心脏病的心律不齐、脉结代，磁石用 60 克，仙鹤草用 30 克，滋阴活血，重镇心神，对心律的调整似有一定的作用。

矿石类的中药由于质坚硬，必须认真地加工炮制，方能使之粉碎，便于计量和制备汤丸散诸种制剂，且能提高疗效。据现代研究，磁石的含铁量很高，约为72.4%，经火煅醋淬后，能促进铁的溶出量，提高铁的补血作用和改善中枢神经系统机能作用，发挥中药镇惊、安神之功。另有文献报道，磁石中主要成分是铁，但尚含有少量的砷，经测定，生品中砷含量比炮制品高11倍，说明炮制后可以除去或降低其毒性，是一种有效的减毒增效方法。

2008年4月

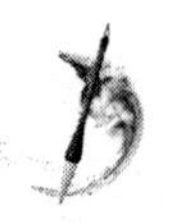

合欢花与合欢皮

合欢花为豆科植物合欢的干燥花序，合欢皮则是该植物的干燥树皮。高等中医药院校教材《中药学》以合欢皮为正品，属养心安神药，其功能为解郁安神，活血消肿，除用于失眠外，还可用于跌打骨折的血瘀肿痛和肺痈及疮痈肿毒；合欢花则列为附药，只有解郁安神之功。《中华人民共和国药典》则把花、皮分列，两者功用与《中药学》教材均相同。考《神农本草经》只言合欢，并未说明是用花还是用皮，就目前实际情况来看，临床和药房均以合欢花为多用。在大学读书期间，当年给我们讲中药课的老师是朱颜、谢海洲、钱达根和颜正华。其中谢海洲老师最年轻，他除了课堂讲授以外，还带领我们到北京西郊的天泰山和八达岭西拨子一带采药认药，讲合欢花时曾朗诵一首诗："盘佗山上有奴家，郎若闲时来吃茶，黄土筑垣茅盖屋，门前一树马樱花。"诗中的马樱花就是合欢花的别名。诗是谁做的已记不得，但这首诗迄今我仍能背诵。在20世纪的七八十年代，当时药房供应的合欢花，实际不是此种，而是卫茅科植物南蛇藤和明开夜合的果实。它们是否有相同的作用，我们曾做过一些简单的药理学比较，按我们的实验表明，豆科合欢花确有镇静催眠和延长巴比妥睡眠时间的作用，毒性也很小；用南蛇藤及明开夜合的果实充合欢花是不正确的，现已得到纠正。另有文献记载，合欢不仅能“蠲忿”，使人不怒而心情舒畅，植其树于庭院或路旁，其花呈淡粉红色，散垂如丝，还可供人们观赏。更为难能可贵的是它的绿叶还能净化空气，保护环境。有研究显示，在离污染源 200 米处，合欢花叶片含硫量为清洁区的 5～6 倍，且未发现对植株的不利影响，说明合欢的叶子能大量吸附空气中的硫而不影响其生长，可见其抗污染能力之强大，堪称价值非凡、净化空气的宝树。

2008 年 4 月

仙鹤草赛人参

仙鹤草赛人参，是谢海洲老师的一句话，盖言其功大矣。的确，仙鹤草是临床上常用的止血良药，本名龙芽草，仙鹤草之名首见于《伪药条辨》，又名脱力草，善治脱力劳伤、结核病的体倦乏力、咯血等症，其性偏凉，无助热化燥之弊。在我国长江以南，此草最多，因其开小黄花，又名金顶龙芽草。农民用此草饲养水牛，可使水牛体壮力强而多耕田，可证实其是一种优良的强壮药。以其治疗脱力劳伤，可与人参相媲美，且无人参温燥伤阴之虞。用于治疗虚劳多汗常配伍黄芪、浮小麦、五味子，尤其是对小儿盗汗，效果极佳。仙鹤草还有强心调整心律的作用，与阿胶合用，可用于多种心脏病变。20世纪70年代前后，还发现仙鹤草的冬芽，是治疗绦虫的良药，其有效成分是鹤草酚，临床上用冬芽研粉服用，因其本身有导泻作用，故不必配伍泻药。

2008年4月

地龙功用多

地龙的名称听起来很神奇，实际就是蚯蚓的干燥虫体，临床多用广东、广西产者，处方常写成“广地龙”。它的临床用途很广，除了清热定惊息风之外，还能用于气血郁滞的中风后遗症半身不遂以及风湿痹痛、喘咳等。地龙属虫蚁搜剔之品，通络作用甚好，如补阳还五汤、身痛逐瘀汤等方中均配伍使用。谢海洲老师还曾用它治疗1例桡神经损伤患者，左前臂疼痛，左手一握拳手指即不能伸展，加用广地龙6克即获效，就是取其通络作用。谢老师还指出，虫蚁类药物临床应用时宜用炙焙的方法加工炮制，以减其毒。我曾遇到一位服用补阳还五汤出现呕恶现象者。后来在大同下乡时，适逢冬季，在火炉旁边把地龙烤焙，不仅易于粉碎，研末还有香气溢出，患者服用可避免恶心的发生。对于哮喘的病人，焙烤后研粉装胶囊后服，既没有什么副作用，也不必避忌其药性之咸寒，均有效验。

2008年4月

胃病良方爽胃饮

爽胃饮是宋向元老师的一首经验方。宋向元老师，天津市人，是著名的临床家，对中国医学史也颇有研究。大约是1957年，他从天津调到北京中医学院（今北京中医药大学），在“文化大革命”中不幸辞世。在临床上，诊治内、儿科疾病是其所长，对于王清任的几个逐瘀汤用得更是得心应手；治疗内科杂病强调辨别气、血、痰；治消化系统疾病，宋老有一个独创的经验方——爽胃饮，此方组方巧妙，效果佳，临床实习时，宋老传授给我们，为了方便记忆，我把它编了个顺口溜：“川楝当归佛手花，绿萼蒌皮苓半夏。”毕业后，我供职于山西省中医研究所（今山西省中医药研究院）临床研究室，经与1958级同学郑嵘大夫核对其药物组成是：川楝子、当归、佛手花、绿萼梅、瓜蒌皮、茯苓、半夏、生姜、大枣。临床上，我对于肝胃不和的胃脘痞满，胸胁不舒，不思饮食，嗳气呕恶，不宜用温燥药者，如慢性浅表性胃炎、溃疡病有上述症候者，特别是女性患者，畏于服药，予以此方，取其气味芬芳，清爽之剂以和之，常有良效。方中绿萼梅，也叫绿梅花，亦可改用玫瑰花代之，效果似也不错。此方已收录于拙编《中医方药手册》之中，可供参阅。

2008年9月

肝寒头痛用吴茱萸汤

《伤寒论》大家胡希恕先生，辽宁省沈阳市人，1898 年生，从师于王祥徵先生学习中医，1919 年出师。约于 20 世纪 30 年代到北京，新中国成立前后曾与陈慎吾、谢海洲等先生联合办中医传习所，主讲伤寒论，1958 年调入北京中医学院附属医院（今东直门医院）。胡老对伤寒论研究数十年，真可以说是倒背如流。在临床上治病使用经方，尤其善用吴茱萸和吴茱萸汤。吴茱萸味苦辛，性热，有小毒，是临床上的常用药，功专温中散寒，降逆止呕，定痛。代表性方剂就是出自《伤寒论》的吴茱萸汤，主要用于肝胃虚寒，浊阴上逆引起的食后泛恶，吐酸水或冷沫痰涎，脘胁疼痛等证。临床实习时，胡老常用此方加减治疗巅顶头痛，按一般教科书说来，藁本、蔓荆子是治疗巅顶头痛的专药，何以又用吴茱萸？胡老的解释是《伤寒论》第 378 条明确指出："干呕吐涎沫，头痛者，吴茱萸汤主之。"盖因肝脉布胁肋，上入巅顶，肝寒浊气上逆的巅顶头痛，自当用温肝降逆的吴茱萸，其代表性方剂就是吴茱萸汤。肝寒浊阴上逆的巅顶头痛用吴茱萸汤，这句话迄今我仍记忆犹新，因为胡老教我辨清了藁本、蔓荆子治疗的外感风寒巅顶头痛与吴茱萸所主头痛的不同。学校毕业参加工作后，我讲中药、方剂课，总要把这点给学生交代明白。

2008 年 9 月

善治老痰的礞石滚痰丸

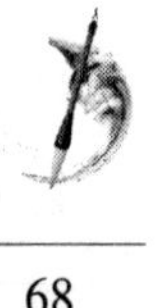

礞石滚痰丸治实热老痰，是谢海洲老师传授的。谢老师出身于中医世家，新中国成立前曾就读于设在天津的河北中医专科学校，1945 年毕业，1947 年经考试被录取为中医师，新中国成立后经赵燏黄举荐，拜江南名医徐衡之先生为师，进一步深造和提高，1957 年调入刚刚成立的北京中医学院教中药，20 世纪 70 年代后期调入中医研究院（今中国中医科学院），2005 年 11 月 15 日病逝，享年 85 岁。谢老师是享誉国内外的中医药大家，既懂药，又会医，兼通文史，临床上擅长治疗风湿病及脑髓病诸疾。大约是 20 世纪的 70 年代末，有一天谢老师带我去前门外看一个病人，推开房门一股臭气扑鼻而来，原来这位患者已卧床十余日，高热不退，神志昏糊，大便不通，服了谢老师开的礞石滚痰丸，连解大便 3 次，量多，黄褐色，真是臭气冲天，今病情大减，不仅热退了，神志也清醒了，口渴，正要水喝，恰好我们推门入室，“品”到了这种排泄物的特有臭气。谢老师随即讲述滚痰丸的主要适应证是实热老痰，患者必须体力壮实，大便数日不解，神志不清，说胡话，舌质红、干燥，苔垢腻，口臭难闻，脉弦数有力。辨证的要点就是实热老痰蒙蔽清窍，便闭不通，方中主要药物是礞石和大黄，佐以黄芩与沉香，清降气机而导下，使邪热老痰从大便而出，可收到热退神清的效果。据考，礞石滚痰丸也称滚痰丸，冠以礞石大概是为了突出其作为君药，善治顽痰、老痰的作用，犹如人参健脾丸中突出人参的作用一样。礞石为较少用的矿物药，一般分为青礞石和金礞石两种，二者很易混淆，但就原矿物和化学成分来说，二者不尽相同，现今使用的是青礞石，须加入硝石共同煅至红透入药，其性始发，乃能降痰，多入丸、散用。该方是治疗实热顽痰的峻剂，现代临床上常用于治疗中风、精神分裂症、癫痫、偏头痛等属于实火顽痰胶固者。我曾用于治疗癫痫，对于大便闭结时则发病者有效。就临床所见，服药后有 2 ~3 次胶黏便泻下，并不像通常所说的那样峻烈。

2008 年 9 月

马蛇子能治痫证

大约是在20世纪80年代，谢海洲老师在谈论癫痫的食疗时介绍说，他在吉林民间得知，当地医师以马蛇子（也称马舌子，即蜥蜴）代替蛤蚧，配伍在丸散中，以其化痰之功治疗痰喘，颇有效验。谢老根据痫症多与痰涎相关的中医理论，试用于治疗痫证，果然获效。正巧我在下乡时，遇到一个小儿，年约6岁，患癫痫，久治不愈，常突然发病而摔倒在地，弄得遍体鳞伤。其家长知道我是医生，向我索要“偏方”治疗，我便把谢老用马蛇子治痫的经验介绍了出来，嘱其到田间、沙地捕捉。因为谢老的经验是用做食疗的，我便用最简单易行又容易被儿童接受的方法：嘱其将马蛇子破肚，去肠杂，外裹面粉，油炸熟，食用，每日2条，分2次服，患儿很乐于吃这种香脆的“美食”。后来，其家长告知，吃此偏方以后再未犯病。考《东北动物药》注云，马蛇子即蜥蜴科动物丽斑麻蜴，学名蜥蜴，俗名叫马蛇子，能活血祛痰，解毒散结，治疗淋巴结核、癫痫等病，近年还用于治疗胃癌、红斑狼疮等。

通过这个小偏方，我还联想到1965年在大同县搞“四清”

时也有一个类似的故事。不过，不是马蛇子治疗痫证，而是就地取材用乡下很易得到的草药治疗1例肺结核病，印象深刻，迄今记忆犹新。我在的生产队是河头公社李家小村（今属山西省怀仁县），有一户只有父女俩，相依为命地生活，女孩当时已十七八岁，身患肺结核，形体消瘦，面色苍白无华，颧红，说话也少气无力，咳嗽，咯痰常带血丝或血块，盗汗……已两年多。由于不能下地干活劳动，经济十分困难，无法使用有效的抗结核药治疗。仔细分析此病人正值青年，由于病魔缠身，营养又跟不上，才影响了健康，无法参加劳动。使我想到叶橘泉先生编著的本草书上曾介绍蚂蚱（蝗虫）是蛋白质（占60%以上）、脂肪（约20%）及矿物质（钙、磷、铁等）丰富的一种食物，可以补养身体，治虚痨。于是，我教给她到田间、地头捕捉蚂蚱，拔掉头（这样往往连其内脏也一块拔掉了），去翅，放在炉边或用铁锅微火焙干，研粉（在做饭的案板上一擀即碎），每天服3次，每次2勺。同时，还嘱其采些刺儿菜（即小蓟）当菜吃，每天两把，以凉血止血。这样治疗了大约两个多月，不仅咯血止了，面色也大有好转。这是秋天的事，第二年春天已能干些轻活了。

2008年10月

虎狼之药马钱子与雷公藤

中医的痹证，通常是指风、寒、湿三气杂至而使肢体经络闭塞，气血不通，经络痹阻引起的肌肉、关节、筋骨疼痛，酸楚不适，麻木，屈伸不利，甚或关节变形、肿大等症，大体包括了现代医学中的风湿病、风湿性关节炎、类风湿性关节炎、强直性脊柱炎、骨关节炎等。由于此类病多呈慢性经过，且常与感受风寒湿有关，多在秋冬季发作或加重，缠绵多年不愈，又由于本病喜欢温暖，因此习称下肢的痹证为“老寒腿”。中医采用温经通络、补益肝肾、强壮筋骨的药剂治疗，虽有一定的效果，但对某些年深日久的患者，则常加用虫蚁搜剔之品或有毒的川乌、草乌、马钱子、雷公藤等虎狼之药治疗，比使用一般的药物效果要好。因为这些药物毒性较大，一般情况下不敢轻易使用。谢老师在临床上习用马钱子或含马钱子的制剂及雷公藤或昆明山海棠，兹简介如下。

马钱子：有大毒，入药必须依法炮制，一般是用油炸、砂烫、研粉用，冲服。初用可从每日量 0.4 克起，渐增至每日 0.6 克，分 2 次服。一般连续服用不超过 2 周。为减轻该药的燥性，常配伍一些养血润燥药，如当归、白芍、生地、首乌、枸杞子、女贞子等。马钱子可以单用，也可以用汤剂送服或入汤剂包煎而服。考马钱子，首见于《本草纲目》，其性苦寒，有大毒，因其毒可使人头仰足勾，状如牵机，故又名牵机药。《医林改错》的龙马自来丹，《衷中参西录》的振颓丸，都含有马钱子；中成药疏风定痛丸也含有马钱子，用于风寒湿痹和跌打损伤等，长于活血定痛。研究资料表明，马钱子的主要成分是番木鳖碱（即士的宁）及马钱子碱。成人1次服用士的宁5～10毫克，即可引起中毒，30毫克则可以致命。河南中医药大学报道，用含马钱子的两种制剂治疗寒型顽痹和热型顽痹计345例，不仅都有效，而且有效率高达94.9%，可见马钱子虽属有大毒之药，而正确使用于痹证，不仅疗效高，而且寒型、热型顽痹均有效验。

雷公藤：有毒，功能清热解毒，消肿散结，镇痛，主治强直性脊柱炎、脊柱骶髂关节炎等。主要表现为关节疼痛、僵硬、关节变形而功能障碍、脊柱强直变形者。去皮的根心木质部用做汤剂时其用量为10～20克，需先煎1小时，每日1剂，连服6日，休息1日。服本品时，不宜同时服激素类药物。考雷公藤也是卫茅科植物，药用其根的本质部，茎、叶、花、果毒性甚大不作为内服药，首见于《本草纲目拾遗》，味苦、辛，性寒，有大毒，功能祛风除湿，活血通络，消肿止痛，杀虫解毒，用于治疗风湿顽痹、麻风顽癣等皮肤病和疔疮肿毒等。现代研究认为是一个强力抗风湿药，起效快，疗效高，毒性大，多用于治疗类风湿、白塞氏病等。其化学成分复杂，多达60余种，其提取物用于临床的为雷公藤多苷片（每片含提取物10毫克），每次1～2片，每日3次。我曾遇到1例少女因白塞氏病服此药片致子宫萎缩不能生育，可见该品毒副作用之大。与雷公藤相似的还有昆明山海棠，也是卫茅科植物，药用其根茎或全草，其所含成分与雷公藤相似，故其功用和毒性基本相同。据报道，20世纪90年代至少已有3 400例使用雷公藤治疗类风湿性疾病者，近期疗效达90%～95%，因此说此药毒性虽大，但疗效还是相当不错的。

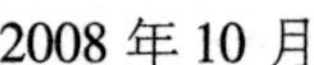

2008年10月

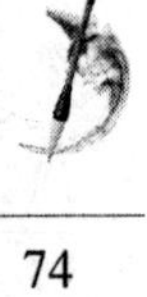

治疗良性前列腺增生的药物

1. 肾精子与海浮石

这两味药是印会河先生推荐的。印老是原北京中医学院（今北京中医药大学）在20世纪70年代末由卫生部认定的第一批中医终身教授，后调任卫生部中日友好医院副院长，他有一个治疗良性前列腺增生的验方，其中配用的肾金子（即肾精子）和海浮石是两味较特殊的药物。

印老指出，良性前列腺增生属于中医的癃闭证，并结合现代医学对本病的认识，把它叫作“前阴癥积”，意即其病机和乳房肿块、子宫肌瘤等一样，都是痰瘀聚结而成，由于积块压迫尿道，而见小便癃闭不通，病位在肝（肝脉络阴器），故按照印老“抓主症”的原则，可用其自拟舒肝散结方，药用柴胡、丹参、赤芍、当归、生牡蛎（先煎）、玄参、川贝母、夏枯草、海藻、昆布、海浮石（先煎）、牛膝，另加肾金子（吞服），其效甚好。

考肾金子，据《全国中草药汇编》《中华本草》记载即肾精子，系猪或牛的膀胱结石，能治小便不通，肚腹胀满，每剂

1～5 粒，或研粉装胶囊服。印老的入室弟子山西省中医药研究院侯振民主任医师研发的“前列通”胶囊，即含有肾金子，临床用于治疗中老年人的良性前列腺增生，确有效验，并有研究论文发表。遗憾的是由于本品全系天然产物，极难寻觅，影响了推广和应用。另一味海浮石也是一味不常用中药，1977 年版《中华人民共和国药典》有收载，性味咸寒，归肺、肾经，主要功用是清肺化痰，软坚散结，利水通淋。药理研究报道称其有促进尿液分泌及祛痰作用。印老取其咸寒软坚散结之功，用于痰瘀结聚的乳房肿块、痰核及前列腺增生引起的癃闭等病症，常用量为 15 克。考海浮石也叫浮石、浮海石，据高天爱主编的《矿物药真伪图鉴及其应用》一书之记载，本品似较混乱，但大体说来可分两类：一是矿物，即火山喷出的岩浆凝固形成的多孔状石块，主要成分是二氧化硅；二是动物的骨骼，其主要成分是碳酸钙。晚近，有文献报道，以海浮石为主，配伍川楝子、元胡等制成的克癃灵注射液，局部注射以治疗良性前列腺增生有良效。

2. 穿山甲与鬼箭羽

谢海洲老师和印老师一样，也是北京中医学院建院初期的元老。1975 年，谢老调入中医研究院广安门医院。谢老对于良性前列腺增生的治疗与印老有相似之处，着眼于瘀积，善用穿山甲与鬼箭羽。

穿山甲乃动物鲮鲤身上的鳞甲，性专行散，能宣通脏腑，透达关窍，是活血化瘀之良品。张锡纯说：“至癥瘕积聚、疼痛麻痹、二便闭塞诸症，用药治不效者，皆可加山甲做向导。”谢老正是本于此而选用之，并介绍一方，药用：穿山甲 6 份，肉桂4份，共研为粉。每服10克，每日2次，冲服。治疗中老年人的良性前列腺增生甚效。鬼箭羽也是一味活血化瘀药，系卫茅科植物卫茅的带翅的枝叶，功能行血通经，散瘀止痛，可用于妇科诸疾及外科的跌打损伤、瘀血肿痛等。近年来，动物源性药品都很紧张，价格较贵，穿山甲也不例外，货少价昂。20世纪80年代，曾有用猪蹄甲做穿山甲代用品的报道，并就其化学成分做过比较，其中成分大体相类，认为大有希望。

2009年2月

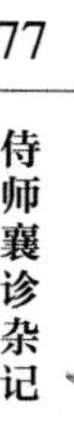

桑叶与仙鹤草治汗出

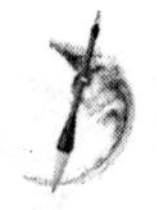

1. 桑叶

桑叶是临床上的常用药，其性味甘、苦而寒，归肺、肝两经，主要用于疏散风热，清肝明目。成方中，前者如桑菊饮疏风解表，后者如桑麻丸（桑叶、黑芝麻）清滋兼顾而明目，已是人人皆知的。但用于治疗盗汗似不多见。谢海洲老师治疗小儿盗汗则用桑叶，有一小儿身体素弱，睡眠中汗出，头面如洗，处以桑叶 60 克，焙干，研粉。每晚睡前，米汤送服 5 ~ 10 克，1 周即愈。按桑叶即桑科植物桑树的叶片，临床上经常用深秋霜打过的桑叶，名曰霜桑叶，取其轻清宣散，用于治疗风热感冒、肺热咳嗽以及肝热上扰的头目眩晕等证。

考中医药文献上言桑叶治汗证者，首推《神农本草经》，其文曰："除寒热，出汗"，《日华子本草》亦称桑叶能散风痛出汗。谢老之处方大概是出自金元四大家之一朱丹溪的《丹溪心法》一书。然非医药书之记述则见于宋代洪迈之《夷坚志

·再补》，其文曰："严州山寺有旦过僧，形体羸瘦，饮食甚少，夜卧，遍身出汗，迨旦衾衣皆湿透，如此二十年，无复可疗，惟待毙耳。监寺僧曰：'吾有药绝验，为汝治之。'三日，宿疾顿愈，遂并以方授之，乃桑叶一味，乘露采摘，烘焙干为末，二钱，空腹温水饮调，或值桑落，用干者，但力不及新耳。"（引自陶御风《笔记杂著医事别录》）。由此可见，桑叶治汗证自然是出自民间单验方，在中医学里，汗证大体分为表虚自汗和阴虚盗汗两类，谢老所治之小儿汗出当属阴虚盗汗，这与监寺僧治疗的经验是一致的。然而桑叶何以能治汗证，特别是治阴虚盗汗，这从现代对桑叶的分析研究，似已露端倪。据分析，桑叶成分复杂，除含有脱皮固酮外，还有多种氨基酸和谷胱甘肽等。据称脱皮激素有促进蛋白质合成的作用，并有降血糖、降血脂功能，这些可能就是桑叶"滋补"以治疗阴虚盗汗作用的现代解释吧。

2. 仙鹤草

仙鹤草也是临床上的常用药，早在20世纪的五六十年代，西药中有一种叫仙鹤草素注射液的，即是本品的现代制剂，主要用于各种出血，如咯血、吐血、衄血等。中医认为，仙鹤草味苦、涩，性平，归心、肝两经。临床上主要用于收敛止血、止痢、截疟和脱力劳伤。谢海洲老师还用于治疗多汗。谢老说，民国初年的著名中医丁福保用仙鹤草治疗自汗、盗汗，我学习用之，疗效显著。常与黄芪、浮小麦、五味子等配伍，每每取效，尤以小儿盗汗效佳。考仙鹤草一品，就手头文献，一般均列入收敛性止血药类，兼能止痢、补虚劳，未见有止汗的记载。何以能止汗？按该品的药性推测，可能是：①本品一名脱力草，能补虚扶弱。②其性涩，能收敛、固摄，合而论之，乃假其补益与收涩之力而止虚汗、盗汗。

2009年2月

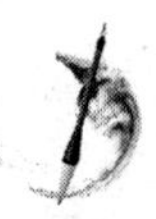

第三篇

杏林师友金玉

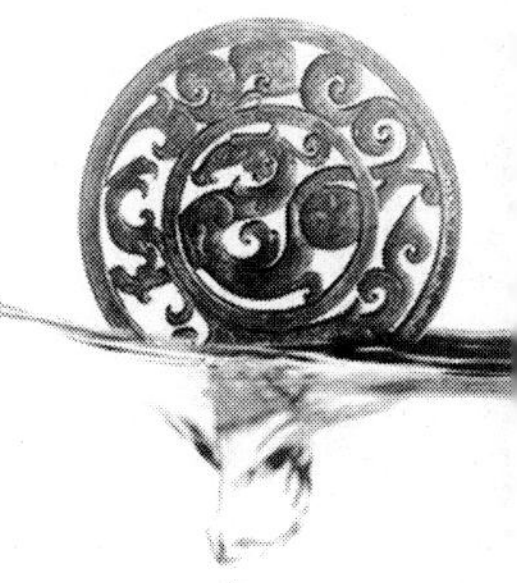

胡翰文

王智贤

孔嗣伯

叶橘泉

白清佐

……

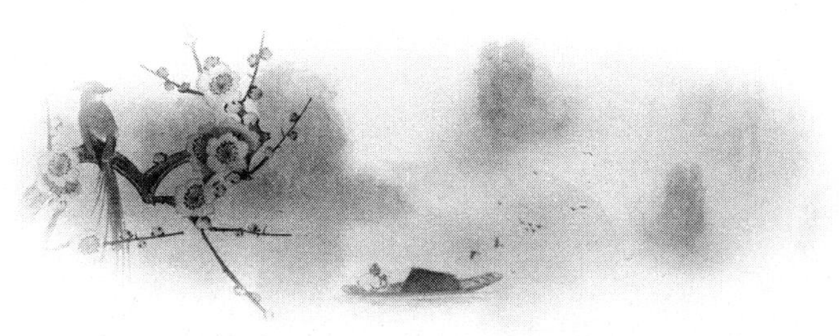

胡翰文

20 世纪七八十年代，我曾任中华中医药学会山西分会理事兼秘书。秘书的事，实际上是负责学会的日常活动、上下联系、安排会议、组织学术活动等。因此，和我省的中医药界人士接触来往较多，不论是省城的还是各地市的知名人士都有过联系和来往，这确实是个学习的好机会和得天独厚的便利条件。当时的常务理事有十几位，都是名噪一方的老中医，理事长是著名医学史专家贾得道先生，常务理事有邢子亨、刘绍武、张刚、胡翰文、戴光寿等。

胡翰文先生，个子不高，面目清秀，和蔼可亲。胡老是北京市人，生于 1912 年，卒于 1998 年，享年 86 岁。早年（1932 年）就读于“中国大学”，因酷爱岐黄之术，于大学二年级辍学，拜原清朝太医韩一斋先生为师而学习中医，凡七年，出师执业。1950 年入北京中医进修学校学习，1 年后毕业，被分配到原属察哈尔省的大同市工作，1957 年奉调山西省中医学校任教，1961 年调入山西省人民医院中医科，历任中医科副主任、主任，社会兼职有中华全国中医学会第一届、第二届理事，山西省中医学会常务理事等，还是山西省第五届、第六届人民代表大会代表。由于他长期从事临床工作，经验丰富，又得到过名家高手的指点，学术纯正渊博，善治各种疑难杂病，享誉省内外，并曾赴蒙古和苏联为国际友人诊病。

有一次，我和胡老谈到整理其临床经验的事，他很高兴，希望我能帮助他整理，于是我把 1963 年出版的尚尔寿先生编著的《临证初探》一书送去，请胡老参考。

之后，胡老曾几次约我谈话，并在书上写了几段简要的点评，其中谈到“静养”问题。胡老语重心长地说，静养二字涵义很深，中医对眼病尤为重视这一问题，特别是禁忌房事。接着讲了他曾经治疗过的一个青光眼的老者，其内人年龄较其小近 30 岁，他的眼疾刚刚好转不久，因犯房事之忌，眼病复发而失明了，中医把这叫作“瞳人反背”，实在可惜。按中医理论，两目属肝肾，肝开窍于目，按眼科的“五轮”说，本病位在水轮——即瞳神，内应于肾，肾精耗损，不能上济于目，焉能不伤瞳神而失明？所以眼疾强调避免房事过劳是很有道理的。其实不独眼病如斯，按中医理论，自古都是讲究“房事有节”，以养生延年。有资料表明，肺结核病治疗期间频繁的性生活会加重病情；某些支气管哮喘或慢性支气管炎患者，不注意节欲也容易发病。

大约是在 1978 年冬，胡老还留给我一个治疗遗尿的经验方，并在方前写道：“此病（遗尿）完全固涩是涩不住的，此乃肾阳虚而虚阳浮游于上，夜间属阴，是应闭守而反浮游，故应引火归原，我用这个简单方剂，效果尚好，可以适用之。”今将此方抄录于下，供同道参考。处方为：桑螵蛸、覆盆子、补骨脂各 10 克，官桂 1.5 克，水煎服。

2010 年 2 月

王智贤

老友王智贤大夫，方山县人士，是山西省吕梁地区人人皆知、交口称赞的名医。他行医 60 余载，迄今已达耄耋之年，仍在吕梁市应诊。由于王老的服务态度好，医术高明，深得群众的爱戴，求诊者日满门庭。

20 世纪 80 年代初，在他的《舌面青紫点的研究》课题鉴定会上，我与王老结识；又因我是山西省中医学会的秘书，所以此后来往不断。

王老每到太原来，大多都要到寒舍促膝相谈，讲历史，论医道，说治病，议中药，无所不谈。有一次，王老介绍了一味草药——沙蒿子。言其是他当地的一种草药，生长于荒漠沙丘、坡地上，外形和气味像蒿草一样，药用其成熟的种子，秋季采收，俗称沙蒿子，呈灰黑色，卵圆形，比车前子略大。

王老说，在 20 世纪 50 年代曾有一位患者因嘴角部起了疖肿，用抗菌消炎药不效，而用沙蒿子外敷治愈，此后，王老即经常用此药。在 30 余年的临床经验中表明，本品性平无毒，味甘淡质黏，有清热解毒、化痰止痛的作用。在临床上曾用于多种化脓性炎症，如各种疖肿，牙龈脓肿，阑尾炎包块，盆腔脓肿等，每获良效，甚至有 1 例胃穿孔引起的化脓性腹膜炎，腹腔积脓，用沙蒿子冷水调敷，也很快治愈，令人惊喜不已。

我曾就王老送给我的沙蒿子和他介绍的用法、适应证等，与《中药大辞典》和《中华本草》做了查对，似即该书中记述的黑沙蒿的种子，但其性味功用不尽相同。《中华本草》记述的黑沙蒿资料是引自《内蒙古中草药》和《沙漠地区药用植物》两书。言其全草的功用与王老所述基本相似，并能治疗风湿性关节炎，叶、嫩枝、花蕾捣烂外敷有发泡的作用，而种子仅能利尿，治尿闭；根能止血，治鼻衄、吐血、功能性子宫出血，遗憾的是临床上我不曾用过此药，更无临证体会和经验可谈。

王老还曾介绍过，在吕梁及陕北一带，民间常用沙蒿子研成细粉，掺入豆面中少许，则韧性大增，可以做成耐煮而不烂的面条。这使我联想到食品添加剂中有沙蒿子胶，是一种增稠剂，应用广泛，原材料是产于北京门头沟一带的沙蒿种子，可能是同一种植物。

总之，看来沙蒿的全草及种子都有很好的医疗作用，其胶类成分还可以做食品添加剂，似是一个很有开发前途的药食兼用的新资源，应当引起中医药界和食品界的关注，若能立题开发，应是有价值的课题。

2010 年 2 月

孔嗣伯

孔嗣伯先生是京华四大名医之一孔伯华老先生的哲嗣，尽得孔太老之真传，亦以善用寒凉药名噪京门。先生供职于北京同仁医院中医科，我在北京中医学院（今北京中医药大学）读书时，1961 年进行毕业实习期间，有幸受到孔嗣伯老师的亲炙，并赠送我《四部备要》一部，还将孔太老未刊行的《脏象发挥》中“命门辨”一节亲笔抄录下来，装订成册，题写赠言，留做纪念，迄今我仍珍藏于书柜中。侍师襄诊约 1 年，耳提面命，受益良多，永世难忘，尤其对于寒凉药，如生石膏，虽不敢说尽得其真传，但确有新的认识。

石膏是中医常用的一味矿物药，一般方书乃至高等中医药院校的教科书均称其性大寒。在孔门则不然，认为其药性是凉而微寒，是清凉退热、解肌透表之专药，并说“石膏之疗能，质重能泻胃火；其气轻解肌表，生津液，除烦渴，退热疗狂，宣散外感温邪之实热，使从毛孔迸出；其性之凉并不寒于其他凉药，但其解热之效，远较其他凉药而过之。”举凡“遇热证即放胆用之，起死回生，功同金液，能获意外之效，绝无偾事之虞。”孔门善用石膏，即是谙熟此理也。

考《神农本草经》谓石膏非大寒，而是“味辛微寒，主中风寒热，心下逆气惊喘，口干苦焦……”张仲景《伤寒论》《金匮要略》用石膏之方剂，凡 11 方；孙思邈《千金要方》用石膏者计 207 方，后世医家用之更为广泛，内、外、妇、儿诸科皆可应用，明清以降，温病学派兴起，石膏成为清解退热之圣药。清末民初的张锡纯亦可算善用石膏的行家里手，但不如孔门应用的专注和执着，故有“石膏孔”之美誉。对于石膏的临证指征，孔太老总结指出：按张仲景之用石膏，是从烦躁、渴、喘、呕吐四处着眼以为法。即一是烦躁，方如小青龙汤、大青龙汤、白虎加人参汤、竹皮大丸等；二是渴，方如白虎汤、白虎加人参汤；三是喘，方如越婢半夏汤、小青龙加石膏汤、麻杏石甘汤；四是呕吐，方如竹叶石膏汤、竹皮大丸，是知孔太老用药选方，悉遵仲景法，故无投之不效。

孔嗣伯老师还指出，孔太老虽然以善用石膏和治疗温热病著称，实际上孔太老对其他的内科杂证亦很擅长。对外科诸如痈肿、疮毒、乳痈、发背、蛇头疔等，疗效亦佳。并曾自配外科、耳鼻咽喉等科的外用膏、散多种，疗效亦堪称奇。兹将孔老师收集的外科医案 1 则，抄录如下，以供赏析。

林某，女，产后甫弥月，恶露尚未净。湿热交炽，络脉不通而遏于右乳上端，初起结核发热肿痛，治之不当遂成痈，红肿高起，倍于左乳，溃破涌溢脓血，痛不堪忍，口渴，大便秘结，舌赤而糜，苔白腻，脉弦滑数。宜清热化湿，内消治之。处方：紫花地丁、黄花地丁各 4 钱，桑寄生 8 钱，黄芩、川黄柏、杏仁泥、忍冬花、大青叶、龙胆草各 3 钱，芥穗炭 5 分，

生石膏（先煎）、全瓜蒌各6钱，醋军炭1钱半，梅花点舌丹2粒（冲服），犀角、羚羊角各2分（另煎兑入）。

我认为，孔嗣伯老师是全面继承，即原原本本地继承了孔太老的衣钵，不仅善用石膏治疗热病，亦善用“对药”，尤其是旋覆花、代赭石这一对药，更是得心应手，几乎是方方皆用。何也？孔老说这是基于孔门对于肝和脾（胃）关系密切的认识。孔氏认为，脾恶湿，肝胃又易于积湿生热，两者相杂，则百病丛生。详论之则是脾为后天之本，脾与胃相表里，故言脾则胃已包括其中，胃主受纳，脾主运化，而影响脾胃运化功能的因素，不单在脾胃本身，还受到肝的影响，乃至影响至深。因为肝主疏泄，喜条达，若失其疏达之性横逆克土，孔老师引证孔太老《脾胃病论》之文说：“然人恒漠视，弗自珍重，外因则恣贪口腹，饮食不节，忽略卫生；内因则不自惩忿，激扰肝阳，动来乘土，遂致病态百出，此其大端也……”所以孔太老有“脾胃有病必系于肝，肝病则必系于脾胃”之论。由此可知其病机在于激扰肝阳，动来乘土，木乘土则生湿，病之本在湿与热（肝热脾湿），湿热中阻，脾胃之升降失司，嗳气呕恶乃生，旋覆花苦咸以降逆，化气行水；代赭石苦寒而抑肝热，质重以潜降，热去水行，木疏脾运，则诸症霍然。孔太老还指出，（吾）数十年来临证，湿家兼热致病者十有八矣。这从孔老师所著《孔伯华先生学术经验简介》一文所刊举病案中即可得到印证。在此20个医案中用旋覆花、代赭石这一对药者即有14例。结合今天的现实，益见孔太老的远见卓识，如今是烟酒横行天下，烹炒煎炸，大鱼大肉，生冷黏滑，享尽了“口福”。大腹便便的男女有苦难言；苦于“肝热脾湿”的高血压、高脂血证、糖尿病、冠心病、脂肪肝等患者，随处可见。可证孔太老湿家兼热者十有八九之论，确是箴言。

我遵孔太老之教言，临床上对某溃疡病的治疗，亦步亦趋地“学而实习之”，兹举病案1则。

患者杨某，男。溃疡病已3年，近1年来加重。胃脘胀闷而痛。烧心反酸，嗳气频作，饮食减少，大便不调，舌苔白稍腻、根部黄厚，脉弦略数，重取无力。证属木横克土。肝脾同病，湿浊渐趋化热。治用调和肝脾，清降逆气，兼以消导开胃进食。药用：制香附、乌药、枳壳、川楝子（打）、旋覆花（包煎）、黄连、佛手花、炒三仙各10克，代赭石（先煎）、生白芍各12克，吴茱萸3克，厚朴8克，炙甘草6克，生姜3片为引，水煎服，服药5剂，脘胀疼痛有所缓解，原方出入调理2月余，临床症状告愈。

2011年4月

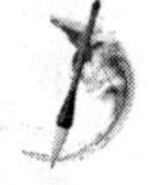

叶橘泉

叶橘泉先生（1896—1989）是著名的中医药学家，浙江吴兴县人。他出生于农村，仅读过几年乡塾，17 岁时拜师学医，业师张克明先生是三代祖传名医，科徒要求很严，尝曰："抄书一遍，胜读书十遍。"叶老尊师之命，抄录了中医四大经典以及医方、本草等大批书籍，苦读 3 年出师，便回乡行医。30 岁时从乡下迁到镇上，并与西医同道有了接触和交流。叶老能与时俱进，由于主张《整理中医药必须开医院进行科学实验说》一文的发表，受到了国内同行和日本汉方医界的重视，并有了不少交往。1936 年，叶老到了苏州，从事中医药的教学和本草学的研究，先后担任过很多行政管理职务，社会兼职也不少，是享誉海内外的名家。1955 年，当选为中国科学院学部委员（即今之院士），这大概在我国是第一位"纯中医"出身的"科学院院士"吧？

我和叶老认识，是在 20 世纪的七八十年代，也是谢海洲老师引荐的，其中两次见面是借农工民主党在京开会期间，在叶老下榻的饭店里，谢老师把我介绍给叶老。寒暄之后，叶老对我说，中医治病的武器是中药，由于中国的幅原广大，物产丰富，历史悠久，药物品种繁多，特别是植物药，同名异物，同物异名。名实混乱的现象严重。因此，要想提高中医的疗效，尽快解除病家的疾苦，就必须澄清混乱品种，药物性能才准确。再者，古今用药也常有不同，如《伤寒论》的麻黄连翘赤小豆汤中的连翘，实际上不是现代临床习用的木樨科植物连翘的根，而应当是金丝桃科植物草本连翘。已故著名生药学家谢宗万先生编著的《中药材品种论述》就是引用了叶老的这个结论，类似情况还有不少，所以研究中药要辨别古今药物品种的异同，才不至造成"张冠李戴"，才能得出正确的结论。

叶老不仅善于考证传统中药，也很注意开发民间草药，如用蒲公英治疗肝胆疾病等。他曾给我介绍蚂蚱也是一味良药，它含有丰富的蛋白质和钙，营养价值很高，治虚劳、肺结核等病是一种补益良品。1985 年，我在大同下乡，就用这个方法给一女青年农民治疗了肺结核，确实有助于肺痨的康复。

说到方剂的运用和研究，叶老说过去有经方派、时方派等，我们学习或使用不要有门户之见，其实各家都有其所长，择善而从才是正确的方法。

告别之前，谢老师指着我说：他把《太平惠民和剂局方》认真地整理了一番，使之便于今天的学生和临床医生检索使用，书稿就在袋子中，想请您老给题写个书名。叶老微笑着点头应诺。这便是由我和韩仲成大夫共同署名的《局方别裁》一书。此书按照现代方剂学的分类方法，把原书中的方剂重新分类编排，并增列细目。明确标出方剂的药物组成、用法、功能主治等，书末增编了方名笔画索引，便于检索。该书于 1992 年由天津科技翻译出版公司出版发行，转眼已过去 20 年了，市面上大概已经买不到了。

2011 年 7 月

白清佐

恩师白清佐老大夫，是山西省四大名医之一。临证治疗内科、妇科疑难杂证，经验丰富，名震三晋。先生倡导“脾湿肾寒”说，善用温补，用药不拘一格，某些食物也能充当药用，对肾虚体弱的阳痿早泄等症，尝用一味淡菜，一般都在 30 克以上，配入丸药中，疗效不错，并指出淡菜是海洋中生长的一种动物药，药店通常不备，需到副食品商店卖海参、鱼翅、鲍鱼之类的柜台购买。我曾专门到太原市开化寺副食品商场找见过，约如红枣大小，略长，有短鬚状物，鱼腥味很大，价格也不便宜，具体数字记不清了。店主说，这东西是供饭店做高级补品菜用的，当时未详细考究。今查《中国药用海洋生物》和《中华本草》，皆有记载，前者记述不如后者详细，据《中华本草》称本品为贻贝科动物厚壳贻贝、贻贝、翡翠贻贝及其他贻贝的肉。全年均可采集，采得后剥取其肉，晒干即得。我国黄海、渤海、东海等沿海地区均产，并供销全国各地，以北方的辽宁产量最多，山东次之。

淡菜味甘，性温，归肝、肾经，能补肝肾，益精血、消瘿，主治虚劳羸瘦、眩晕、盗汗、阳痿、吐血、崩漏带下等症。在临床上白老除以此物治疗阳痿外，也用于妇人产后气血虚弱的崩漏下血等，主要是取其补虚扶弱，养血益肝肾，但因其价格不菲，药店又不备，因此使用比较少。

关于淡菜的名称确实很奇怪，本是一种动物的肉干，何以称淡菜？《本草汇言》引蔡心吾之言曰："此物本属介类，原其气味甘美而淡云云。"我看这种解释有点勉强了，为了弄清淡菜的名称由来，我还请教过饭店的厨师，亦只知其名而并未用其做过菜，更不知何以得名。

据《中国食品报》钱伯钦报道：淡菜的营养价值要高过虾、牛肉、蟹等食品。含有多种人体必需氨基酸，尤以甘氨酸、精氨酸和赖氨酸含量最高，脂肪酸主要是不饱和脂肪酸，占总脂肪量的30%～50%；还有磷脂、B族维生素及多种矿物质等，是一种营养卓佳的贝类。他还特别指出应该注意的是，淡菜能浓缩有害金属元素镉，因此千万不要吃受了污染的淡菜，以免影响身体健康。这似与陈藏器所指出的"久食脱人发"的认识不谋而合。

2011年7月

马来西亚华人黄先生

1977年我在马来西亚的槟榔屿参加第二届亚太地区中医男科学术大会期间，结识一位马来西亚华人黄先生。他是搞中药经营的，很热情而且厚道，向我介绍了不少当地的风情和他的经营情况，其中谈了不少有关鳄鱼肉的药用价值和医疗作用。他说鳄鱼肉不仅鲜美可口，而且是治疗各种虚劳体弱之人的补益佳品。特别是对咳喘病有特殊的疗效，并说槟城有野生的鳄鱼肉在出售，嘱我可以买一点带回去一试。

按照他的指点，我买了两袋特选鳄鱼肉，实际是鳄鱼肉干。说明书上写道：专选马来西亚野生鳄鱼，经过细心解剖，确保肉质新鲜，无脂肪，按标准晒干，肉质经久不变，专治哮喘……

有资料报道，鳄鱼是有两亿多年生命史的古代爬行动物，和恐龙是近亲，但恐龙早已灭绝，而鳄鱼则幸运地存活了下来。据说英国科学家用基因工程技术研究证明，鳄鱼的血红蛋白携氧超过其他动物达100倍以上，这可能就是被推定为治疗喘咳和益寿延年药品的机理。经查《中国药用动物志》第2册（主要收集秦岭以南和东南地区的药用动物）、《中药大辞典》（1977版）、《中华本草》均未收载鳄鱼这个词条。但《神农本草经》（《四部备要》本）卷二有鮀（音 tuo）鱼甲，案中说鮀（音 tuo）即鼍，查《古代汉语字典》《辞海》鼍即动物扬子鳄，若然，鼍在《诗经》中即有记载，于《中国药用海洋生物》第2册，也明确说明“鼍属鳄目鼍科，别名扬于鳄。”再与《本经》的记述云“生池泽”，按语中引《说文》的描述：鼍，水虫，似蜥蜴，长大。如是，可知《本经》中鮀即扬子鳄。然而，黄先生所推介的鳄显然不是我国中医古籍中的鮀鱼，其药用部位和功能主治也与扬子鳄有异，且扬子鳄是我国特产，为国家级保护动物，显然不能用做保健食品。

众所周知，鳄鱼是很长寿的动物，也是受到保护的珍稀动物，不能任意捕杀。然而据说从 20 世纪后期在泰国、美国和澳大利亚等地，人工养殖已获成功，全世界也已养殖了相当大的数量，经联合国有关部门批准后可以宰杀，用于食用和防治疾病。鉴于本品的性味、功能和主治病症、用量等资料缺如，权将林华泰土产食品公司在所售鳄鱼肉干中的有关材料，稍加整理。简介如下，供参考。

（1）功用：益气强身，延年益寿。主治：老少气喘，常流冷汗，脾肾亏弱，心胃气痛以及老年虚弱，夜梦遗精，夜多小便，头晕眼花等。

（2）主治症及用法：①治咳喘：鳄鱼肉 100 克，人参 10 克，瘦肉少许。加水，慢火炖服。②治中气不足：鳄鱼肉 100 克，高丽参 12 克，瘦肉少许。加水，慢火炖服。③治夜多小便：鳄鱼肉 100 克，陈皮、生姜、龙眼肉、瘦肉少许，加水，慢火炖服。

2011 年 7 月

李士懋

桂枝汤是《伤寒论》的第一方，是经方之祖，是“公认”的辛温解表剂的代表方。特别是从清初汪昂的《汤头歌诀》将其与麻黄汤同类列入“发表剂”后，由于该书是一本流传广泛的中医门径书，不论是家传还是师授的民间中医，都把它做科徒的必读之书。1956 年，“国立”的中医高校成立，教材自然成为高校的必备品，《方剂学》从 20 世纪 70 年代的试用教材到 80 年代的统编教材和 90 年代的中医药类规划教材，乃至 20 世纪的“新世纪规划教材”，一律是萧规曹随，都将桂枝汤列入解表剂中，似乎也没有多少人提出异议。我的同窗好友、河北经方大家李士懋教授则不以为然，近来又在其新著《汗法临证发微》一书中明确表示，把桂枝汤归类于解表剂中值得商榷，此话我看确有道理。他说：“全国统编教材《方剂学》也把桂枝汤归入解表剂中，《中药学》把桂枝归入解表药中，这种分类不够准确，容易产生误导”“桂枝汤属补剂，属阴阳双补的轻剂”。其理由是：“桂枝、甘草，辛甘化阳；芍药、甘草，酸甘化阴；更加生姜、甘草、大枣，益胃气，故桂枝汤属补益类，归入解表剂中是片面的，是不够准确的。”又说：“桂枝汤发汗与麻黄汤之发汗不同，麻黄是开腠理宣通玄府，是强令发汗；而桂枝汤调理阴阳，阴阳和而后出汗”“若因其能扶正托邪而发汗，称之为与麻黄汤并列齐观的发汗剂，则失之片面。试观扶正祛邪发汗诸法，气虚者，补中益气汤可汗；阳虚者，理中汤、四逆汤可汗；阴虚者，复脉汤可汗；阴阳两虚者，景岳之理阴煎，熟地用二三两，温补阴分，滋阴托邪，使汗从阴达，使寒邪不攻自散，……这些扶正祛邪发汗剂，不称为发汗解表剂，而为何独将同样扶正祛邪的桂枝汤归入解表发汗剂呢？显然有失公允，故而不妥。”

就手头文献考之可知，不把桂枝汤列入解表剂者，清代雍正年间王子接的《绛雪园古方选注》一书；按和、寒、温、汗、吐、下六剂分类，就是把桂枝汤列入和剂，其衍化本《伤寒方论》亦然，虽都未解释“和剂”的定义，但在方解中却有论述，曰：“桂枝汤，和方之祖，故列于首。《太阳篇》云，桂枝本为解肌，明非发汗也。桂枝、甘草辛甘化阳，助太阳融会肌气，芍药、甘草酸甘化阴，启少阴奠安阴血，姜通神明，佐桂枝行阳，枣泄营气，佐芍药行阴。一表一里，一阴一阳，故谓之和。”新中国成立后出版的一些方剂书中，也有把桂枝汤归入和剂者，如上海中医药大学的《中医方剂临床手册》即是。桂枝汤是《伤寒论》中的第一方，应当看看享誉海内外的伤寒论大家刘渡舟老师的论述是怎样的呢？在我的印象中，刘老在讲解桂枝汤时，总是强调桂枝汤是发汗不伤正，止汗不留邪，外能散风寒、调营卫，内能和脾胃、理阴阳，似不曾强调它的辛温解表之功。刘老在修改我的一篇习作时，曾明确指出："桂枝汤调和营卫，是在调和脾胃的基础上建立起来的，由此推论，桂枝汤调和营卫乃其末，调和脾胃是其本，发汗解肌是其末，鼓舞中气使谷精内充，揆度阴阳的运行是其本。"如是，似可认为，桂枝汤不是辛温解表专方，发汗解表只是该方众多功能的一个方面，所以他在《新编伤寒论类方》中说："凡由表气不和、营卫失调引起的发热、汗出、脉弱等症，均可应用本方治疗"；"它的应用十分广泛，不仅用于外感，亦多用于杂病"。湖北中医药大学李培生先生之高足，我院伤寒论教研室郝印卿教授也明确指出："仲景《伤寒论》中又将桂枝汤广泛应用于杂病及其他五经病症，如3、54、234、276、387等条，以及《金匮要略·妇人妊娠病脉证并治》1条，上述病症求其病因，并非由感犯风邪所致，当然算不得外感，也无所谓表证，因此这些病症中用桂枝汤，只是调和营卫，不在解肌祛风，称之为解表剂已名不正言不顺，而称之为调和营卫之和剂倒是恰如其分。"如果照近贤姜春华先生的说法："观仲景对桂枝汤、小承气汤都说和解，则可知和解之义，非专指小柴胡汤而言。它的原始意义，似乎不用大发汗、大攻下，用较轻和的方药可缓解病情，这种方法就是和解。"以及"把和解两字归于半表半里的小柴胡汤，是成无已的意思"。由是以观，把桂枝汤归属解表剂中确实有失偏颇，而列入和剂中似较恰当。

2011年6月

孙华士

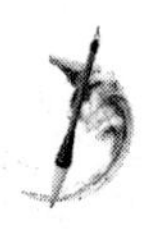

麻黄细辛附子汤出自《伤寒论》，是一张有名的助阳解表剂，治“少阴病，始得之，反发热，脉沉者”。临床上，多用于素体阳虚，感受寒邪，恶寒重，虽厚衣重被而寒不解，精神疲惫等症；也可治寒邪直中少阴的“缩阳症”。

河北省中医大家李士懋教授介绍，在北京中医学院读书期间，于门头沟煤矿临床见习时，有一男性壮年，房事后感寒，引发尿道抽痛，牵及小腹，按“虚劳里急腹中痛”而投予小建中汤，不效。带教的孙华士老师以其脉拘急有力，断为寒邪客袭下焦，用麻黄附子细辛汤 1 剂而愈。盖因本方除麻黄辛温发散外，附子、细辛能温阳入肾，尤善鼓动肾中真阳之气，走而不守，对寒客少阴的收引拘急腹痛，亦是救治之良方，故能应手取效。同窗好友石国璧教授也曾介绍过孙老师的这一经验，在他的新著《中医在美国·石国璧、张秀娟在美国行医验案摘录》中，描述生动而详细。更为难能可贵的是，石兄及其夫人在美国行医时，也曾用本方加味治疗过患此症的美国人，也取得了同样良好的效果，石氏夫妇治疗的这个美国人本人是一个西医大夫，夫人是护理主任，在西医院做了多项检查，均属正常，难言之苦，还是用“中国黑咖啡”解决了问题。可见此方对远在数万里之遥的洋人也是同样有效的，没有什么地域和人种的区别。这除了说明孙华士老师的经验丰富和宝贵之外，似也说明经方的可贵价值以及中医基本理论是放之四海而皆准的硬道理，这也可谓是中医药学的“软实力”。由此，我联想到中医药学正在走向世界，实现国际化，但中医药治疗境外洋人的经验和著述，似不多见，若有关部门和出版社组织在国外行医的中西医同道，把应用成方、名方治疗洋人——白种人、黑种人、棕种人等不同人种的经验加以整理总结，汇集成册，并译成不同的文字，或可有助于推进中医药国际化的进程。

目前，麻黄附子细辛汤临床上除了用于上述的病症外，还可用于病态窦房结综合征、辨证属于心肾阳虚者，最适用于心动过缓型，脉来沉弱，精神疲惫，恶寒。临证时我常加用人参，取参附汤的蕴义，对增加脉率更为理想。麻黄附子细辛汤合三子养亲汤（紫苏子、莱菔子、白芥子）名麻黄三子汤是我的经验方，功能温阳化痰止咳，治阳虚的痰喘咳嗽，如慢性支气管炎、支气管哮喘、咳嗽多痰、痰白而稀、秋冬病发或加重者常有良效，尤宜于老年久病，缠绵不愈者。

2011年6月

王其飞

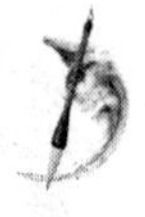

20世纪80年代，河北省中医研究所王其飞教授，让我为他开发的新药做药效、药理学的实验，并告之曰：方中有雄蚕蛾，是补虚益肾、强精种子的良药。众所周知，蚕蛾属于中药中的虫类药，虫类药的应用在我国有着悠久的历史，早在《周礼》中即有“五药”之记载，“五药”者，汉代郑玄的注释为“草、木、虫、石、谷也”。一个小小的虫何以作为“五药”之一呢？乃因虫类在动物界占的比例最大、数量大，据称仅节肢动物即占到总数的70%左右，因之代表动物类似也言之成理。世界上三大虫类之一的蚕及其相关的桑、丝、帛4个字，早在甲骨文中即已出现，可见其历史之久远啊！传说黄帝之正妻嫘祖教民养蚕于山西省东南部夏县一带，证明这一传说有一定真实性的证据是《中国通史简编》有“唐太宗时，太原民韩景晖养冬蚕成茧”的记述。直到现在，山西省东南部的长治、晋城一带，还一直植桑、养蚕、缫丝、织绸，据《山西名产》一书记载，新中国成立初期，高平、阳城、沁水等地都有缫丝厂，到1980年年产丝160吨，梅花牌蚕丝和高平丝绸一样都是传统名牌产品。

考雄蚕蛾即原蚕蛾，又称晚蚕蛾、天蛾等，其出典为《名医别录》中品，多种本草亦有记载。原蚕蛾系指1年再度孵化的蚕称原蚕，其成虫为蚕蛾，因为蚕的生命周期很短，1年之内可以饲养数次。此处所谓原者，再也，即每年第2次所养的蚕。药材所用为家蚕娥的干燥虫体，一般认为破茧后未行交配者良。通常采集的方法是将刚破茧而出的雄蚕蛾烫死，晒干备用。此药性味辛、咸、温。《名医别录》称其有小毒，归肝、肾经。《本草求真》称其“专入命门”，可见其功在于专补命火，并称“其性最淫，出茧便媾，诸书皆载能起阳痿，益精强志，敏于生育，交接不倦，……若使阴虚火盛而用此为淫戏之术，则阴愈竭而火益盛，欲不速毙。”这大概就是《名医别录》之言有小毒的注释。就我临证所见，本品确有补肾强精，改善ED（勃起功能障碍）和精液质量、促进受孕的作用。去年冬天曾治一郝姓男士，年40岁刚结婚，患勃起功能障碍，用六味地黄加雄蚕蛾，2周即有改善，连服2个多月告愈。另1例为公交车司机，年28岁，结婚2年多未能生育，检查结果，女方没有问题，男士精子质量差，精子 $a+b<20\%$，予右归丸加雄蚕蛾化裁为汤剂，约服3个月，其妻怀麟妊子，欣喜异常。此药每次用10～15克，未见明显毒副作用，但其腥臭相当严重，有的病人不愿服用含有本品的汤剂，因为药后感到恶心，因此临床上可将蚕蛾烤干研末，装入零号胶囊吞服，可解决呕恶的不良反应。《千金要方》是原蚕蛾研末，炼蜜为丸服，可谓异曲同工。中成药中配用蚕蛾者似当首推山西的特产、名产——龟龄集，该药已有400多年的历史，《中华人民

共和国药典》自1977年版收载后至今各版均有收载，并列为保密品种。遗憾的是这个享誉海内外的补肾名药，其功用描述似不准确。我曾撰文指出：其功能主治项中“夜梦精溢”一词是错误的，因为按照中医药理论，夜梦遗精大体有虚实两类，一般认为遗精、滑精属虚者当补，溢精或称精溢是指青壮年或久旷精满自溢者不属病态，而龟龄集是一派补肾壮阳之品，安能再用于“瓶满自溢”的“夜梦精溢”之证呢？近年来生产的含有蚕蛾的新药，已知者有蚕蛾公补片，功能补肾阳、养血填精，用于肾阳虚损，阳痿早泄，性功能衰退等症；还有龙蛾酒、龙燕精，都是含乙醇的酒剂，均属补肾益精的强壮药。

另外，文献上记载雄蚕蛾还能止血、解毒、消肿，治咽喉肿瘤、口舌生疮、痈肿疮毒、冻疮、毒蛇咬伤等，但临床上似不多见此种用法。

2011年3月

翁雄健

中医营养学家翁雄健教授，是我在北京中医学院读书时的同窗好友，他长我2岁。1962年毕业后他留校任教，是北京中医药大学养生康复专业的创始人，研究生导师。可以说他是中医营养学和药膳学的第一位中医专家。30多年来，他曾多次赴欧美、东南亚等地讲学、开会，进行学术交流和技术合作，深受国际医药界的好评，特别是在我们的周边国家日本、马来西亚、新加坡等国，更是闻名遐迩，是首屈一指的药膳专家，并且还是日本中医营养学研究会顾问，在国内也是药膳养生界之翘楚。他的第一本药膳学专著——《药膳食谱集锦》，1982年出第1版，先后重印8次，发行27万余册，修订后的第2版至2001年又重印过3次，此书比四川彭铭泉先生主编的《中国药膳学》（1985年）早3年，可能也属国内第一。他先后又编著出版了《中国饮食营养》《食补与食疗》《中国饮食疗法》（台湾版）、《家庭食事疗法》（日文版）、《中国保健食品》（世界语版）、《中国药膳食谱》（中英文版），可见翁兄退休多年，仍然笔耕不辍。目前，他还兼任了中国中医药学会养生保健学会副会长、中国保健仪器协会顾问等职务。

翁兄是一个乐观、多才多艺的人。在校读书期间，是个活跃分子，会很多乐器，能拉手风琴，还能摄影照相、演节目，说相声和山东快书，穿上西装变戏法都是大拿，逗得大家捧腹大笑。毕业后，他留校在教务处工作一段时间，这些本事也有用武之地了，常常出色地完成工作，他自己总结了一个顺口溜："吹拉弹唱，演戏照相，布置会场，带头鼓掌。"真可谓生动有趣的总结和描写。现在别看满头银发，眉毛和"圣诞老人"一样，又白又长，但他身体确很硬朗，精神矍铄，满面红光，犹如《黄帝内经》所描述的"如帛裹朱"一样的"娃娃脸"，没有一点雀斑或瑕疵，这自然不能不说是得益于他的药膳茶——三红茶。最后他公开了已坚持饮用20多年的三红茶的配方，兹将其有关材料和用法，抄录如下，供有兴趣的人参考。

三红茶处方：枸杞子约5克，干山楂约10克，干小红枣（撕碎去核）约10克，干橘皮（撕碎）约5克，干菊花、绿茶各适量。

配制和饮用方法：除菊花和绿茶外，其余各种原料洗净。一起放入保温杯中，用沸水浸泡半小时后，可代茶频频饮服，边饮用边补充沸水，味淡为止，每日可配饮1~2剂。

说明：由于本品的原料多数成分不宜煎煮，以沸水温浸为宜。本茶性质温凉并调，清补同用，适合中老年人或面部有晒斑、黄褐斑、化妆斑等青年饮用。并可根据季节和体质的不同，调节其用量、酌情加减。应用本品贵在坚持，不求每日必饮，但须经常饮用，方可奏效。

看过这个三红茶，使我联想到预防中风的羽西茶，据《中国电视报》报道：著名美籍华人靳羽西健康状况良好，因其父母、祖父母以及外祖父母都有中风的病史，故而未雨绸缪，自制了一种羽西茶，据称有一定的预防中风的作用。今将该茶的配方及用法抄录如下，供有兴趣的人参考。

普洱茶 4 克，白菊花 2 克，甘草 1 克，枸杞子 3 克，人参粉 1 克，加水适量煮 15 分钟，即可饮用。

按：普洱茶是一种发酵茶，据文献报道，确有一定的降血脂功效，所以很受畜牧区群众的青睐，与翁氏三红茶相比，可能对高脂血证的人群更为适宜。

2011 年 3 月

高学圣

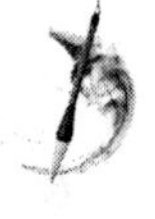

1962年，我被分配到山西省中医研究所（今山西省中医药研究院）工作，住在单身宿舍。当时的单身宿舍很简单，基本上都是一个房间住俩人或更多，吃饭到职工食堂，打开水到锅炉房。因为大家都是单身，下班后常常互相串门，坐到一块儿聊天，天南海北，古今中外，无所不谈，其乐融融。有时也谈论学术，当时住在单身宿舍里的几位年长的，如丁光祖、高学圣、冯尚武等，可能高学圣年龄最大，是大内科的副主任，我们的顶头上司，但他爱说爱笑，喜欢和大家聊东说西，有时也评论历代名医，褒贬近贤。高主任是太原市南郊区南屯人，靠自己的辛苦，苦学成才，1938年考试合格开始执业，1957年调入当时刚成立的中医研究所，是一位地道的民间医生，按他自己的话说是“拉药斗子”出身（即做司药出身）。他性格率直，和年长的、年轻的都能合得来。我记得有一次谈到当时科里的一位大夫喜用控涎丹、十枣散等攻下逐水法，治疗某些肾炎、肝硬化等水肿证，并获得一定的疗效。他颇有感慨地说：咱们中医治病，也不能忘记攻邪。什么是邪？病就是邪，邪去则身安。金代的张子和善用汗、吐、下，俱是攻邪作用，活人无数。有的崇尚补法，“海陆空”全上。当然，虚证需要补，补也是中医治病的大法，但在某些情况下是缓不济急，就显示出攻邪法的意义了。试问：人是病死的多呀，还是“虚”死的多呢？肯定是病死的多。他自问自答地又说，“虚”死的总是少数吧！这是几十年以前的话了，但我还是记忆犹新的，并使我联想到近来《中国中医药报》由张英栋写的一篇《有邪才有病，治病当攻邪》的文章引发了热烈的讨论，“参战者”日众。当然学术争鸣，有益于学术的提高与发展，限于自己的水平，不敢置喙，但我觉得高主任的见解也是一个很好的注脚。就一般来说，中医说的邪虽有来自内外之别，然既已成病，自然就成了矛盾的主要方面，按照矛盾论的观点，主要矛盾解决了，其他次要问题也会随之蠲除。张子和力倡攻法祛邪，可能是由于他的生活环境时值宋金征战期间，北方人民生活困苦，张氏宗刘完素之“火热论”，而独创“攻邪论”，善用汗、吐、下三法。高主任生活在农村，新中国成立前也是战争频繁、兵荒马乱之时，也自然有此认识，我觉得高主任是私淑张子和之所得而有此言。众所周知，张子和学术思想的核心就是“病由邪生，攻邪则已病”，这是典型的攻邪论。他在《儒门事亲》中宣称：“夫病之一物，非人身素有之也，或自外而入，或由内而生，皆邪气也。”这里说的是病因，治之何如？他又说：“邪气加诸身，速攻之可也，速去之可也，揽而留之可乎？……先论攻其邪，邪去而元气自复也。”此言确属独创，且言之有据，更不违经旨，大体说来前者出自《灵枢经·百病始生篇》，后者则据《素问·阴阳应象大论篇》

而来。

高主任虽非科班出身，但虚心学习，且能接受新鲜事物，所以他的思想很开放，与时俱进，在病房与西学中的同道合作很好，主张“发皇古义，融汇新知”、倡导“中西汇通，证病同治”，尤其在治疗肝病方面，经验丰富，深得群众的信赖和好评。遗憾的是他于1977年即去世，享年仅64岁。

2011年12月

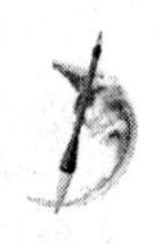

刘寿山

1. 姜石

姜石是一种不常用的中药，它源自黄土层或风化红土层中钙质结核，浅黄色或灰黄色，主要成分是钙和硅，其形状多如姜，故名姜石，《本草纲目》名曰羌砺石。由于它在黄土中受降雨、地下水等的影响，形成奇形怪状，因此名称很多，如有的叫姜石猴、华石猴、砂土猴、姜狗子等，质地坚硬而重，故也有叫僵石的。本品首载于《新修本草》，多供外用，以治疗足癣、湿疹等症及骨伤科接骨的外敷药。据刘寿山老师介绍，河北省邢台地区发现本品能预防肿瘤，主要是指食道癌。据说是住同一村庄的人由于吃的水不同，则有的家庭得食道癌的很多，有的则不发病或较少发病。研究发现，不发病的家庭饮用的水井中有很多姜石，而发病多的则饮用水井内没有姜石。于是河北、甘肃、陕西等地，把姜石投入井中，以预防肿瘤。这事不仅引起了医疗卫生界的重视，中国地质科学院的姚修仁、赵霖等人也很感兴趣，他们先后对 6 省市的姜石样品做了 23 种元素半定量测定，对邢台、涉县、临漳三地样品做了定量比较，最后又对6省市的姜石样品用电镜扫描、X线衍射分析、红外线分析和差热分析等研究，证明姜石的化学组成和矿物成分是相对固定的，这可能就是各地之姜石均可同等入药的原因。

姜石这个药物现在临床上已很少使用了，实际上不仅此药，总的来说矿物药的使用是走下坡路了。但是在古代矿物药却很受青睐，大概是因为矿物药不像植物药那样一年四季有下种、生长、收藏等多种变化，而矿物则经年不变。所以古人把某些金石矿物药视为“神丹妙药”，希望吃了它也能恒久不变，尽享天年，如最早的药学专著《神农本草经》就把金石矿物的一些品种列入上品，大概就是这种思想的反映。据本草文献学家尚志钧先生统计，自《神农本草经》到清代的《本草纲目拾遗》共记载了矿物药417种。在我国历史上的魏晋时期，服食金石药之风甚嚣尘上，形成了所谓的“魏晋风度”，当然服食者也因此付出了沉重的代价，“献出”了他们宝贵的生命，此风大约持续了300年而渐平息。大概就是这个原因，唐宋以后，本草中的矿物药就日渐冷落了，如《本草纲目》中载药1092种，矿物药约占14%；而《神农本草经》载药365种，矿物药就有42种；《中华人民共和国药典》2000年版一部矿物药只有21种。实际上人人皆知，矿物药是祖国医药宝藏中的重要组成部分，它的医药学价值是不容忽略的，诚如著名中药学家谢宗万先生给高天爱药师主编的《矿物药及其应用》一书题词所说的那样：“金石同草木，啖之祛疾”，其实“不仅精美的石头会唱歌”，其貌不扬的金石矿物确能和治病防病、益寿延年的植物药、动物药一样，用之得法，用之得当，也是治病防病、益寿延年不可或缺的，如临床上常用而又有良效的石膏、滑石等；就是如狼似虎的毒性药——砷，现已开发成注射液用于治疗急性早幼粒细胞性白血病，并已得到国际的认同。但世间总是有波浪，难免此伏彼起，如近日有关硫黄的风波，实际上硫黄不仅在中国应用有数千年的历史，世界各地也都应用，据说荷兰用于葡萄酒的抗氧化，韩国规定葛根等200多种药材均可用硫黄熏蒸，但有残留量的严格限制。其实我国药典也未明令禁用硫黄熏蒸药材；食品行业中在制糖、水果保鲜、干果加工等都在应用，可能近来应用范围扩大，用量超标，那是属于管理的问题，不能草木皆兵，更不能炒作，胡乱叫喊“狼来了”，扰乱民心。正确的方法是和食品行业一样，制定限量标准，遏制滥用和过量使用就行了。

2. 沙苑奶糖

日前因为查资料，从书中翻出一张“沙苑奶糖说明书”，勾起了我写这篇小文的念头。

事情是这样的，大约是20世纪80年代，有一天在北京刘寿山老师的寓所，刘老给我一包糖果——沙苑奶糖，我尝了一块以后便把里面的说明书顺手夹到了我带去的书中。刘老当时给我讲了这沙苑奶糖的来历，他说，沙苑子是豆科植物扁茎黄芪的种子，是一味较常用的中药，还是陕西省的特产药材之一，因主产于陕西省大荔县的沙苑而得名，大荔县旧属同州管辖，故也叫同蒺藜。大荔的沙苑是古代皇帝的养马场，相传唐代的永乐公主平时就体弱多病，安史之乱时逃到沙苑避难，乡民见其瘦弱的身躯，就把当地特产的名贵中药沙苑子炒黄，煮水代茶请公主饮用，此后公主的身体日渐健壮。安史之乱平息后，永乐公主又回到了长安，唐肃宗见到公主更加健壮美丽，亭亭玉立，甚为高兴，问其故，得知是因为吃了沙苑子，于是降旨将沙苑子定为贡品，每年由大荔县进贡宫中，这在《大荔县志》中已有记载。所以在开发中草药的热潮中，渭南地区沙苑子协作组与西安糖果厂合作，研制出了沙苑奶糖。

沙苑子名称很多，首见于《本草图经》，因其叶形与刺蒺藜相似而附于蒺藜子项下，名曰“同州白蒺藜”；《本草纲目》定名为沙苑蒺藜，此外尚有潼蒺藜、沙苑子、沙蒺藜等名。《中华人民共和国药典》定名为沙苑子，系豆科植物扁茎黄芪的成熟种子，秋末采收；盐水炒干入药。性味甘温，归肝肾经；功能温补肝肾，固精缩尿，明目。主治肾虚腰痛，遗精早泄，白浊带下，小便余沥，眩晕目昏等症，每服 9 ~ 15 克，是一个平和的温肾涩精的常用药。《医方集解》中的金锁固精丸（沙苑子、芡实、莲须、龙骨、牡蛎），就是以该品为君药的能补肾固精、治疗遗精早泄的有效方剂。临床上我还常用于治疗前列腺增生的尿频、尿急、尿有余沥等，多与覆盆子相伍。据现代研究，本品含有多种氨基酸，人体需要的 8 种必需氨基酸中该品就含有 7 种，并含有铁、硒等多种微量元素，堪称营养丰富。药理实验也证明，它能增强免疫功能，强壮身体，保肝降脂，改善血流变等，是名副其实的保健抗衰老药物。所以当时西安糖果厂以此为原料，再配伍上牛奶，按照奶糖生产工艺加工成沙苑奶糖，它作为一种滋补保健食品是有道理和科学根据的。据说在 1982 年全国儿童生活用品展销会上试销，颇受欢迎。

确有文献报道，用沙苑奶糖治疗小儿遗尿 20 例，痊愈 7

例，显效7例，6例无效。虽然病例很少，难于判定其疗效的高低，似乎也是可试用的苗头，尤其这种奶糖剂型，最适宜于小儿应用。按其说明书，本糖还能用于防治晕船、晕车，方法是先嚼食1~2块后，再含服。北京某厂，也曾以本品为原料生产了补肾保肝茶，远销海外，遗憾的是沙苑奶糖在太原市场不曾见过。近年来，据西安建筑科技大学体育系及陕西师范大学运动生物学研究所等的实验研究报告称，沙苑子能显著提高大鼠运动衰竭时间，延长比率为23.20%，并指出其活性成分是其黄酮类化合物，其作用机制是有效清除自由基而提高运动大鼠抗自由基氧化的功能，使大鼠运动能力提高。由此看来，沙苑子是一种多效的中药，是一种潜在的有希望提高运动能力的中药，如能进一步研究开发，研制出运动员的保健食品，增强运动员的爆发力和持久力，就会为竞技运动做出贡献。

2011年12月

第四篇

书 评

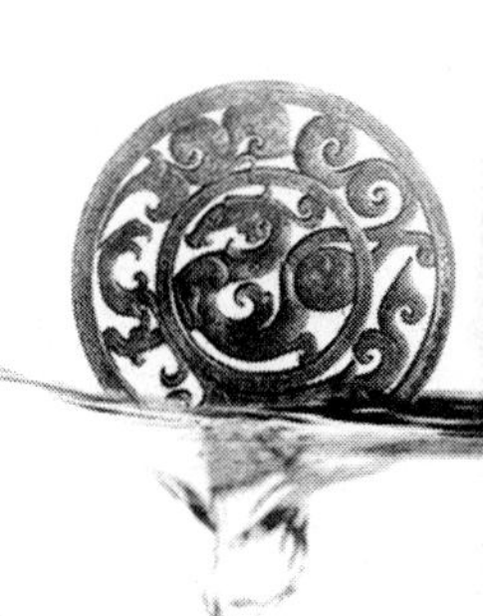

读《临床常用中药手册》

对《中华人民共和国药典》一部『成方及单味制剂』之管见

喜读李士懋、田淑霄教授新著《相濡医集》

发岐黄之秘 融今人之新的《吕景山对穴》

……

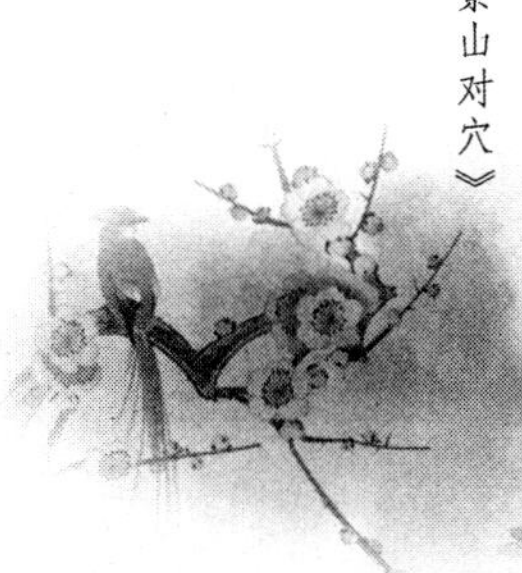

读《临床常用中药手册》

我读过夏禹甸先生所编《临床常用中药手册》之后，受益颇多。现把个人一点粗浅体会简述如下。

《临床常用中药手册》（以下简称《手册》），收集临床常用的中药308种，按其功能主治分为补养、解表、涌吐、泻下、理气、理血、祛风、祛寒、祛暑、利湿、清热、安神、祛痰、止咳、消化、固涩、驱虫、解毒等18章，每章又分为若干小节。在每章之前，首先把这一章所述药物的适应范围、使用方法和禁忌等归纳为数条，再按每一味药的性味、功能，分条列目，讲述主要的治疗作用，并附一两个代表方剂，以便印证理论。每章最后附有简表，概述药物性、味、归经及功用，简单明确，一目了然。

谙熟每味药物的主要功用，是临床医师的基本功之一。常言说："用药如用兵"，这句话说明了掌握与运用药物的重要意义。一个临床医师尽管辨证非常高明，如果不谙熟每味药的功能主治，就很难做到用药准确，而临床常用中药不下数百种，医生们要对每一味药物的功能主治都掌握得很好，运用自如，这的确有困难，而且非下苦功不可。《手册》在这方面提供了方便。他对每味药的编写尽量做到重点明确，便于记忆，并能符合中医辨证施治原则。例如写麻黄，以散寒解表、宣肺平喘、行水消肿 12 个字表达；写荆芥，以散寒解表、疏风解痉、散瘀止血、宣毒透疹 16 个字表达，扼要概括，基本上把临床上的主要作用表达了。所以，本《手册》不仅适用于临床医师，而且对于初学中医的同志也是一本极好读物。

《手册》对药物效用的描写能抓住特点。如藿香与芦根都能止呕，指出藿香是温胃止呕，芦根是清胃止呕；又如人参与桑白皮都能平喘，指出人参是补肺定喘，桑白皮是泻肺平喘。这就不仅阐明了药物温、凉，补、泄的特长，而且告诫读者，处方用药时当根据脉证而有所选择，才“不致寒热误投。而犯‘虚虚，实实’之戒”。不仅如此，在标题的用语上，作者也颇有深意。往往是前两字讲功能，后两字讲主治；第二字代表致病之因，第四字代表主治之症，不但简明扼要，而且体现了中医辨证施治的原则。

一般来说，只有掌握了每味药的特点，临床上才能应用得恰到好处。《手册》在附注项里，对很多药物做了分析比较，指出了它们的异同，非常实用。

《手册》也还有值得商榷的地方。

《手册》在介绍个别药物的功能主治时，存在着混淆矛盾的现象。例如“茴香”，一般系指小茴香，属伞形科，草本植物，药用其果实，非指木兰科的大茴香或八角茴香。大茴香一般作为调味料，因过去多从国外进口，故又称“舶上茴香”，而《手册》却在开胃进食、下气宽胀条下，把用大茴香的厚朴煎丸和治臌胀气促方，选为附方，也未加附注说明，显然是误二为一。

中医的临床实践和用药习惯表明，同一种植物，常因药用部位、加工炮制方法的不同，而使药物的名称及其功能主治也有很大的差异。所以，如何编排这一类药物，尚没有统一规定。个人认为，在目前，仍当根据中医的理论和用药习惯，按照中医对药物的理解方法——功能主治和性味归经来划分，即使是同一植物，也应当根据上述原则，参照药用部位和加工方法的不同，分别叙述，醒人眼目，这样似乎才能和中医的辨证施治原则相适应，更切合临床实用。因此，我认为《手册》中编写的天冬与麦冬，麻黄与麻黄根，紫苏与苏子，蜀椒与椒目，天花粉与瓜蒌实，皂荚与皂刺等，如果分别叙述，似更妥切。

《手册》中有一些介绍药物科属形态的错误，如大枣系落叶乔本，而误为常绿乔木，菊花系多年生草本，而误为一年生草本等。此外，《手册》中也还有些笔误、疏漏或排印错误的地方，希望再版时注意更正。

总之，《临床常用中药手册》是一本很实用的好书，值得一读。

对《中华人民共和国药典》一部

《成方及单味制剂》之管见

《中华人民共和国药典》（简称《药典》）自1980年以来，每隔五年修订一次，2005年版业已颁行。在阅读和使用中，我们觉得《成方及单味制剂》部尚存在一些问题，值得思考和讨论，兹不揣浅陋，谨陈管见如下，并祈指正。

1. 准确叙述功能主治

成方及单味制剂通常俗称中成药，按常规《药典》所记述每个中成药的功能主治，应是临床中医师选用的准绳，因此用语必须准确，如果用词不准就有可能误导临床使用。如第476页龟龄集的功能主治中“夜梦精溢”“气虚咳嗽”两证。而根据中医理论，本品主治的应是肾虚精关不固的“遗精”或“滑精”，但“精溢”属于青春期以后的青年男子肾气方盛或久旷不曾同房之非病理状态的“精满自溢”，与肾虚遗精、滑精，一虚一实，差之千里。如果按这样理解和用药，以治疗“溢精”是犯了中医“虚虚实实”的大戒。实际临床上“瓶满自溢”的青年人“夜梦溢精”并无所苦，是一种正常现象，根本无须用药治疗。第二个主治证“气虚咳嗽”似应是肾虚喘咳，盖因“肾主纳气”，其根本原因是肾虚而不是气虚，这在中医临床上也是应严格区别的。再如第549页的穿心莲片，主治“顿咳劳嗽”，这个“劳嗽”似也值得商榷。按中医理论，劳一般是指“痨瘵”和“虚损重症”，劳嗽也称劳咳，泛指肺劳和虚劳咳嗽，均属虚证的范畴，劳嗽患者临床上常伴有发热，但这种热属于虚热或称劳热，如用清热药一般是用甘寒凉血之品，如地骨皮、丹皮、银柴胡等，而不应用治疗实热的清热解毒药穿心莲片。

2. 单味药制剂与原药材功用的差异问题

一般来说，单味药制剂除了经过特殊工艺制剂外，其功能主治与原药材的功能应当是一致的，但本版《药典》似不尽然。如第429页老鹳草软膏，系老鹳草加水煎煮、乙醇沉淀再加辅料制成的软膏。按一般理解，这种加工方法没有特殊的化学处理和变化，其功用应当与原药材是一致的，但本版《药典》却标明此软膏是“除湿解毒，收敛生肌，用于湿毒蕴结所致的湿疹、痈、疮、疔、疖及小面积水火烫伤”。而第80页的老鹳草项下则谓“祛风湿、通经络，泄泻痢疾”。单方制剂与原药能有如此不同的功效吗?

3. 制剂工艺和检测指标问题

中成药制剂的剂型《药典》中收载的有26种之多。按中医药理论，剂型与制剂工艺应是根据临床病症之需要和药物的品质、性味而决定其制备方法。如治疗表证一类的感冒药，质地多属轻扬上浮的花、叶、全草之类，性味多为辛散者，临床上常采用的汤剂或散剂，制备中要轻煎，香气大出即可，如银翘散等。而补益类药剂应煎煮的时间长一些，膏滋药更要久煎浓缩并加冰糖、蜂蜜等赋型剂收膏。而《药典》中的制剂有不分青红皂白之嫌，如银翘解毒颗粒就违背了中医治疗表证的药物应轻煎的原则，而且用绿原酸为检测指标，金银花随着加热、浓缩时间延长及温度升高而其有效成分降低。并认为以金银花为主药的成药，不应当用水提4小时和常压浓缩干燥的方法，而应当是水提2次，每次1小时，还要减压浓缩，真空干燥为最佳工艺，临床上通常认为中成药一般不如汤剂的疗效好，就可能与制备工艺不无关系。

中成药由于原药材已成粉末或是提取物，失去了原药的形态，在过去的条件下，含有量的多少和真伪实难辨认和说清楚，而现在可以通过科学技术手段加以鉴别和鉴定。本版《药典》收载的制剂都有鉴别、检查的项目和具体内容，明确规定了某一品种中某一成分含量的下限，这对保证药品质量和疗效的稳定，是绝对必要和有意义的。我们粗略统计有566种，其中有两个以上剂型的41个，《药典》的凡例中已注明：同一原料用于不同制剂（特别是给药途径不同的制剂）时，需根据临床用药要求制订相应的质量控制项目，照此，栓剂、注射液因给药途径不同，检测指标有异，无话可说，而口服液、片剂、颗粒剂给药途径都是口服而检测指标为何不一样呢？例如六味地黄丸，有两个剂型。丸剂以丹皮酚计，而颗粒剂则以熊果酸计，这样用两个指标似乎对质控和鉴别临床疗效及区别剂型的优劣更为不利。还有清胃黄连丸有大蜜丸和水丸两个剂型，检测指标注明是：本品含黄连、黄柏以小檗碱计，大蜜丸不得少于11.7毫克/丸，水丸不得少于3.4毫克/克。众所周知，黄连、黄柏中皆含有小檗碱，但两者的价格是不一样的，前者贵于后者约10倍，若厂家失去诚信，投料时多投黄柏、少投黄连，甚或只投黄柏，不投黄连，又该如何？

4. 应界定中药制剂的归类

在我国是中西药并存。这就给某些药物的归属产生了歧见，按现在通常的理解和教科书的定义，中药是指按照中医药理论用以治疗疾病的植物、动物和矿物及其制品，它的最大特点或者说能否称之为中药的要素，就要有四气五味、归经和七情和合的配伍原则。如果不能按照这些要求使用的药物，恐怕不应称为中药。如本版《药典》中的颠茄片、颠茄酊应否列入《药典》一部，似亦值得讨论。考古本草文献并无颠茄之记载，大概颠茄一药在我国最早见于20世纪30年代的《生药学》，后来的《全国中草药汇编》收入附录中，并以现代植物、动物学等科属分类方法记述，没有中药四气五味、归经等内容，似乎尚不算中药的“正规军”。据文献记载，颠茄草原产欧洲，在我国迄今只种植在药材种植场，并不做中药使用，临床中医师也不识此物。1999年版的《中华本草》虽也已收载，但无中医的用法。

喜读李士懋、田淑霄教授新著《相濡医集》

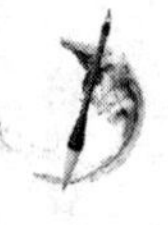

《相濡医集》是河北医科大学李士懋教授和田淑霄教授夫妇俩从事中医工作近50年的心血之结晶，系由两人躬亲笔耕完成的。

专著《脉学心悟》写成于1993年，当时曾寄赠我一册，印象颇深。今日再次拜读，倍感他们不因循沿袭，也不避标新立异之讥，不惮背经杜撰之贬，真从读书、临床实践中悟出，名曰“心悟”，名实相符，诚乃奉献社会之佳作。他们把脉象归综为脉位、脉体、脉力、脉率、脉律、脉幅、脉形七大基本要素；用他们自己的话说还“斗胆”提出脉象删繁就简之论，认为流传最广的《濒湖脉学》中的伏脉、牢脉、长脉、短脉、革脉可删除，濡脉则改称软脉等，足见其对脉学研究之深广和见地之高明。《温病求索》一书，乃作者在长期从事急症、危症临床的基础上，深研历代温病名著，对温病理论体系提出独到、精辟的见解，阐明温病本质是郁热；温病分为温热与湿热两大类；温病传变只有气血之分；将温病治则概括为清、透、滋三法。对温病忌汗、下不嫌早、在一经不移、伏气温病、寒温统一等问题，做出了令人折服的辨析，不愧为有创见的温病佳作。

若言治病、方剂之运用更是炉火纯青。如医案156条“便意频一例”。巧用百合固金汤加减治疗，竟然获愈，真使人拍案叫绝。便意频仍，显然病位在肠，何以用补肺固金治之？李、田二君断为本症乃由肺虚而肃降无权，气滞于下焦，有便意而不得肺气下降鼓舞使然。若不谙熟中医基础理论——肺与大肠相表里之机理，焉能遣选补肺降气的百合固金少佐槟榔、薤白；又借原方中桔梗的升清降浊而获愈！再看“矢气频作”案，病位亦在肛肠，却用补中益气汤加葛根、芡实，益气固带，升阳举陷而收功。

二君不仅是经验丰富的临床家，也是中西合璧的实验医学家。早在20世纪80年代，就开始了山萸肉抗休克的实验研究，继之又完成了软脉胶囊等10余项新药开发项目，其中获奖者至少5项。实验研究中有一个小实验——“夺血者无汗实验”。虽未公开发表，但生动有趣，匠心独具，兹录于下共赏之。小鼠20只，随机分为甲乙两组，甲组将鼠尾从上1/3处切断放血，作为夺血者病理模型；乙组不放血，放血后10分钟两组分别按0.1毫升/10克腹腔注射1∶1麻黄汤煎剂，观察其发汗情况。结果是甲组出汗多且早，乙组出汗少且迟，有的甚至无明显汗液。“夺血者无汗”是中医经典理论之一，但对“无”字的解释却有两种，一是把“无”作“没有”解，一种认为是“无”字作“勿”字解，何者为是？二君设计了这个小实验，并注释实验结果说：“为什么出现这种情况呢？因夺血者，血亏而不能内守，气浮于外而不固，腠理开疏，再予麻黄汤发之，津易外溢而为汗，故甲组出汗多且早。由此看来，‘夺血者无汗’应释为‘夺血者勿汗’为是。此与《伤寒论》‘衄家不可发汗’‘亡血家不可发汗’，理出一辙。”我虽滥竽实验方剂学之列，愧无此巧思妙想。尽管此实验虽非尽善，但对诠释经典文献不无帮助，至少“有证可据”，比单凭自己对经文的理解和揣摩或“悟”要好，更易于为初学者和不涉斯道的圈外人所接受。这个实验似也有助于“痛斥”中医研究中让“老鼠点头认账”的执业者理解实验医学研究人员的某些苦衷吧！

我和李士懋教授、田淑霄教授是在北京中医学院（今北京中医药大学）医疗系读书时的同学，他俩 1962 年毕业时结为伉俪，先被分配到东北地区的大庆油田医院，1979 年调入河北中医学院。他们距我的工作地太原约 500 千米，自然来往更加密切。生活上嘘寒问暖，学术上问难切磋，受益良多。说起来，在学业上我生性愚鲁，学而不敏。拜读其新著《相濡医集》，更感汗颜。说到二君之为人，同学、同事、学生无不称颂。他们从不张扬，淡泊名利，生活俭朴。而今吾辈已届古稀之年，往昔的甘苦酸甜，皆已尝遍。就用他俩撰写的一副对联来结束本文，并以此共勉吧！

毕生读书，到头来成了现代文盲；

垂暮含羞，期余年能够有所进步。

发岐黄之秘　融今人之新的《吕景山对穴》

师兄吕景山教授有幸作为北京四大名医施今墨先生的入室弟子，深得施门之真谛，著成《施今墨对药》一书，先后已印行三版，我国台湾及日本、韩国等地争相认购发行版权，在当地译印发行，颇得好评。在施门“药对学”的启迪下，吕兄深谙针灸医术并发扬光大，由其女儿、儿子整理出版了新著《吕景山对穴》一书，此乃吕兄在针灸学方面的研究成果之一。

该书博采历代医家穴位配伍的经验并结合自己的临床体会，总结出“对穴”治病的理论与方法，由其子女继承家学，整理出吕氏对穴 230 组，依穴位治疗功能分为 23 类，每组对穴都有以下内容：①对穴的组成：其中有为前贤已用者，有为今人独创者，也有吕氏临床经验所得者。②单穴功能：讲述每个腧穴的意义、性能及主治病症。③伍用功能：讲解两个腧穴配伍应用的功能、作用。④对穴的主治病症。⑤针灸操作方法。⑥古今治验诠解或医案等。全书近 30 万言。

读者或许疑问：吕氏向以研究“对药”著称，何以又成为针灸专家？其中的奥妙源起是这样的：吕氏在1962年毕业于北京中医学院（今北京中医药大学）医疗系，分配到山西省中医研究所（今山西省中医药研究院）工作后的第二年，因“援外”之需要，被选定为援外医疗队储备人才。遂于1964年入卫生部委托北京中医学院举办的针灸培训班，进行针灸医师强化训练，这在当时“祖国的需要就是我的志愿”的口号下是义不容辞的事。1975年便被作为山西省首批援外医疗队的针灸医师派往喀麦隆，两年后回国，仍供职于山西省中医研究所，任附院针灸科主任，1991年任山西省针灸研究所所长。由于吕氏长期从事临床第一线的医疗工作，针药并施，故对药物和针灸可以说是两擅其长，遂有《施今墨对药》和《吕景山对穴》两书的先后问世，并引发了“洛阳纸贵”。所以中国工程院院士程莘农给《吕景山对穴》一书的题词是“针灸正宗”不仅一言中的，而且道理也在于此。

我主要从事方剂学，虽然读书时和吕兄一样也学习过针灸课，但工作后由于分工的不同，还是落入了针灸门外汉的境地。然而拜读《吕景山对穴》一书之后，确有“针药相通”之感。方剂中讲“七情”的配合，有对药；针灸中讲腧穴相配，有“对穴”，何其相似乃尔。如方剂中有金银花、连翘的对药相伍，清热宣解，是外感风热之感冒圣药也。而针灸中有曲池、合谷之对穴，能上行头面，清散宣解，专治外邪袭于肺胃之感冒，真乃针药一理的典范，施治于病家则针药同效，决非虚言。所以祝谌予老师在该书的序言中说：“（吕氏）对施今墨对药之奥妙颇有心悟，在施师学术思想之启发下，触类旁通，其运用于针灸临床实践，并取得了可喜的成果，经潜心研究，把针灸腧穴配伍的经验编著成册，定名为《针灸对穴》"，称颂吕兄读书、著书之用心、用力，堪称吾辈之楷模。

据考，"对穴"古今虽无专著，但它是针灸临床上习用的一种配伍形式。而且早在《黄帝内经》中已有了不少记载。这种配对成双的取穴针灸方法似和方剂学中的"七情和合"理论一样，是针对病症恰当的配伍，以求"精兵简政"地选穴配对而达到"穴少力专"的目的。观《灵枢·官能篇》有"先得其道，稀而疏之"的论述，说的也是选穴配伍要根据病情而精简取穴而不使用穴芜杂的意思，可见"对穴"之论确有至理存焉。针灸界前辈杨甲三老师予以《吕景山对穴》一书"发岐黄之秘，融今人之新的多年劳动成果"的评价，是最为妥切之言了。

喜读中西合璧的《脑病心悟》

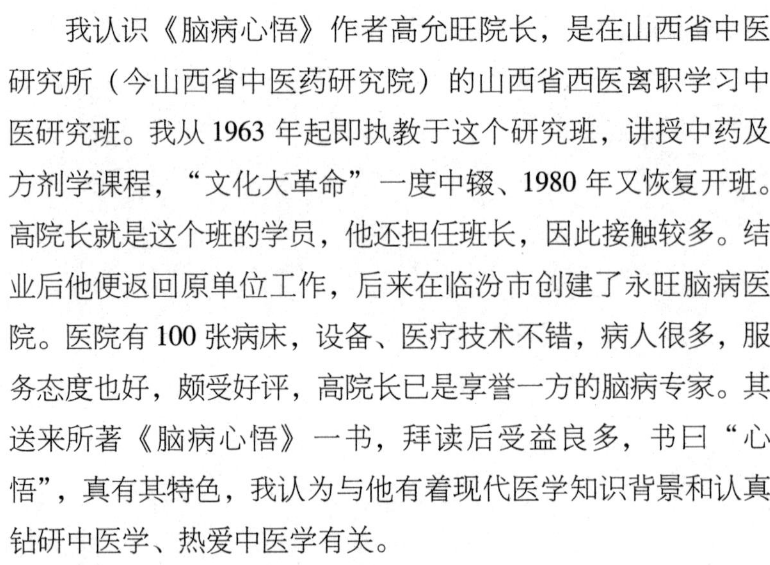

我认识《脑病心悟》作者高允旺院长，是在山西省中医研究所（今山西省中医药研究院）的山西省西医离职学习中医研究班。我从1963年起即执教于这个研究班，讲授中药及方剂学课程，“文化大革命”一度中辍、1980年又恢复开班。高院长就是这个班的学员，他还担任班长，因此接触较多。结业后他便返回原单位工作，后来在临汾市创建了永旺脑病医院。医院有100张病床，设备、医疗技术不错，病人很多，服务态度也好，颇受好评，高院长已是享誉一方的脑病专家。其送来所著《脑病心悟》一书，拜读后受益良多，书曰“心悟”，真有其特色，我认为与他有着现代医学知识背景和认真钻研中医学、热爱中医学有关。

高院长早年毕业于山西医学院（今山西医科大学）医疗系。参加工作后，长期工作在基层，战斗在医疗第一线，并兼任不少行政管理工作，一肩双挑，可以说是无有闲暇，但对中医却情有独钟，经常千方百计地收集民间的验方，学习当地的中医经验、多次参加省里和地方办的中医学习班。20世纪70

年代，还专门到北京中国中医研究院进修中医，由于学习努力获得当时的一些名老中医的好评，虽然他是科班的高等学校毕业的西医，但他能自觉自愿地认真学习中医、研究中医、并按照中医药的理论和思维方式去应用于临床实践，且有所悟、有所得，尝到了中医药的甜头，成为真正的中医、中西医结合的中医，因此，国医大师邓铁涛亲笔题词曰“西医学中医已成铁杆中医”。由此可见，“铁杆中医”并不一定就是“纯中医”，实际上已故或仍健在的著名老中医，甚至包括首届国医大师在内，也不乏曾接受过西医高等教育，甚至是科班西医出身的人。

高允旺院长选择脑病为主攻方向，是有识、有胆之举。因为中医药界素以“风痨臌膈”为内科四大证，即这四种病都是疑难杂证、重证、顽证。所谓风是指中风，大体与今天的脑中风、脑溢血或后遗症相类。众所周知，中风也好，其后遗症也罢，治疗上都是很棘手的疾病，尽管也有不少治疗的新方法或措施，但真正令人满意的不多。高氏却敢迎难而上，就是根据中医药的思维方法和理论，大胆地将温热药用于脑溢血及其后遗症，总结出“血无热不行，瘀无热不散”的经验和理论，确有新见。而且此说言之有据，不悖古人用方遣药之道，如用小续命汤治疗脑出血昏迷案，用补阳还五汤加参、附、姜治疗脑梗死偏瘫案，都取得了极好的疗效。更为可贵的是高氏用温阳药并不若某些所谓扶阳派医家专用大剂量温阳药附子、肉桂等，动辄取用数百克乃至更多。实际用有毒或烈性药剂量更应谨慎，适量使用可获“四两拨千斤”之效，又何必大剂量使用呢？据文献报道，用电脑检索近 60 年的文献分析结果，明显地发现，用药量过大是导致不良反应或中毒反应的主要原因，占总病例的30%，约占死亡病例的50%。而且超大剂量用药与毒副作用的关系以及对子代有无不良反应，都应长期追踪观察。再说，超大剂量用药与现在提倡的节约资源精神也有背道而驰之嫌吧！

本书还有一个特点就是重视治未病。脑中风是一个危急重证，一旦发病，重者丧命，或造成终身残疾，变成废人；轻者也留下后遗症，对病人、对家庭乃至社会都是很大的不幸。所以，加强预防，减少发病，重视“治未病”意义更重大。他利用自己现代医学出身的根底和多年的临床经验，借用唐代诗人许浑《咸阳城东楼》中“山雨欲来风满楼”的诗句，来形容脑溢血和自然界的刮风下雨一样是有先兆的，并总结出了30条中风先兆表现和原因，描述比较详细，通俗易懂，可资参考，并且还用心良苦地搜集了3个防治中风的小验方，这3个验方来源有自，甚至是出自中医名家之手，抄录如下，以供参考。

（1）桑钩汤：桑寄生、云苓、陈皮各12克，钩藤15克，半夏10克，竹茹、甘草各6克，水煎服。本方出自中国中医研究院（今中国中医科学院）广安门医院赵金铎老大夫之手，可看做是二陈汤去乌梅、生姜，加桑寄生、钩藤、竹茹而成。高院长用于治疗肝肾不足、风痰内阻的中风先兆。

（2）熄风汤：全蝎、天麻、天南星、僵蚕各10克，陈皮6克，以黄酒为引，水煎服。本方法出自山西省洪洞县名老中医范仰五先生，可看做是牵正散的加减方，似更接近五虎追风散（史全思家传方：蝉蜕、天南星、明天麻、全蝎、炒僵蚕、朱砂)。高氏将此方制成蜜丸用于预防和治疗中风，有效率在75%以上，并有降压、降血脂、醒脑化痰的作用。

(3) 小中风汤：草决明15克，石决明、丹参、赤芍各12克，血竭、钩藤各10克，水煎服。本方出自北京中医药大学任应秋教授。高氏临床观察中发现该方有缓解中风先兆和改善血黏稠度的作用。

本书当然还有不少值得称道之处，如足针心悟、脉诊心悟等，限于篇幅，不再一一介绍。总之，《脑病心悟》虽是出自西学中的老中医之手，他却能结合自己现代医学的“家底”，自觉自愿地学习中医、研究中医、把中医药学理论和方法用于临床脑病的治疗，并获得成功。因此，说该书是学有师承，又广集诸家，熔铸众善，又益以己见的一本中西合璧，而临床实用的好书，似不为过。我认为，定能启迪后学，嘉惠医林。

实用新颖的《最新中药材真伪图鉴》

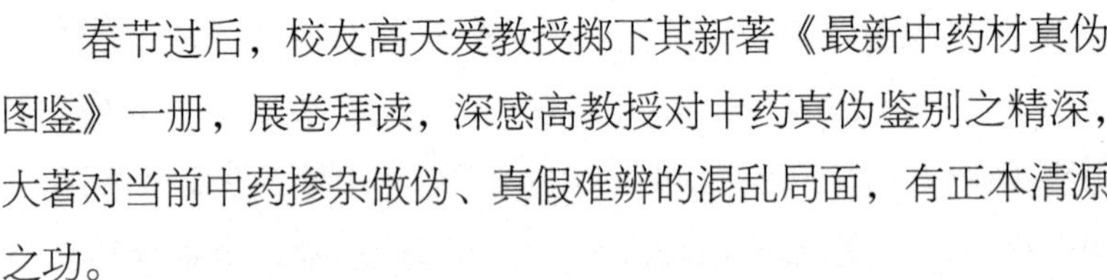

春节过后，校友高天爱教授掷下其新著《最新中药材真伪图鉴》一册，展卷拜读，深感高教授对中药真伪鉴别之精深，大著对当前中药掺杂做伪、真假难辨的混乱局面，有正本清源之功。

众所周知，中药是中医战胜疾病的主要手段和武器，其历史悠久，内容丰富，再加上我国幅员辽阔，物产丰富，药市流通的中药材饮片有 4000 余种，多以野生为尚，采集零散、复杂，“同物异名”与“同名异物”的现象普遍存在。

随着生产力的发展，资源的广泛开发，原本靠野生于深山老林、河谷溪畔的药草已大大减少，人工栽种、养殖也难以满足人们对中药的需求，再加上价格的上涨，市场上中药的伪劣假药已是屡见不鲜。这自然会影响中医的临床疗效和信誉，甚或造成中药的安全性问题。清代的程钟龄在其所著的《医学心悟》一书中早就指出：“药中误，药不真，药材真致力方深，有名无实何能效，徒使医家枉用心。”

近年来，河南某药业在它的宣传广告中也大声疾呼“药材好，药才好”，可见中药材的真伪优劣的品质问题，应当是中医药研究的核心问题了。就在这个大前提下，《最新中药材真伪图鉴》出版了，主编是高天爱主任中药师等三人，高天爱药师是年逾古稀的中药鉴定专家，早年毕业于北京中医学院（今北京中医药大学）中药系，在山西省药品检验所工作已近半个世纪，苦学苦干，学富五车，积累了大量的相关资料和实践经验。在她家的小书房里收集的植物、动物和矿物标本不下3000余件，这些财富可以说是与她日夜相伴，玩味琢磨，真者是哪件，劣者又是哪件，伪者是何物，她都了如指掌。2010 年，她率弟子和同道 20 余人鼎力合作，并结合近年来在中药材市场调研时购得的样品、生产经营企业进货前的小样以及医疗单位抽取的样品等，悉依在《药品管理法》《中华人民共和国药典》以及部颁中药材标准为鉴定依据，收录 164 个品种，分为正品、劣品、伪品，对部分饮片的掺假、提取残渣、染色、掺加重粉等情况，分门别类地用文字和照片详尽描述，汇集成本书。

我拜读之后，不仅受益多多，还感觉到本书就像是一位不开口的老师，用图文教授学生，酷似于耳提面命的严师。盖因本书收载的 164 种药材、饮片和 1000 余幅彩色照片，都是作者们亲自收集和拍照的一手材料。其药材、饮片的来源及主要经验鉴别特征等文字说明简明扼要，重点突出；照片还对药材、饮片的细微主要鉴别特征进行了特写放大，以便于对微小差异的观察鉴别。尽管如此，药材、饮片的鉴别并非易事，更非一日之功，只有对真、假、劣品种进行反复的对照、比较，才能真正掌握其区别点，才能学得孙大圣“火眼金睛”的本事，分辨真假优劣。因而作者们绞尽脑汁地又把每个品种的正品与易混品（即劣品、伪品、提取残渣等）放到一个镜头下拍照，如是则能使伪劣混杂者“原形毕露”、发现鱼目混珠者，采用这种技术，以资对比，这点非常重要，尤其是对于涉世不久的初学斯道者，不论是在医院药房工作，还是药材经营、药店调剂，都非常有用。

手持此书一册，可以看图识药，按图索骥般观察识别，非常实用。书末附有中文笔画索引、汉语拼音索引和拉丁学名索引，检索方便，不仅适用于中药的生产、经营、管理、教学、科研人员阅读、参考，我看对于中医临床医生也是很值得学习参考的一部实用型中药书。

本书名曰《最新中药材真伪图鉴》，实际也包括饮片鉴别在内，若称《最新中药材及饮片真伪图鉴》更为恰当。本书仅收载164味中药材和饮片，显然太少，如党参、紫苏等均未列入，我们期待着其续编能早日与读者见面。

第五篇

序与跋

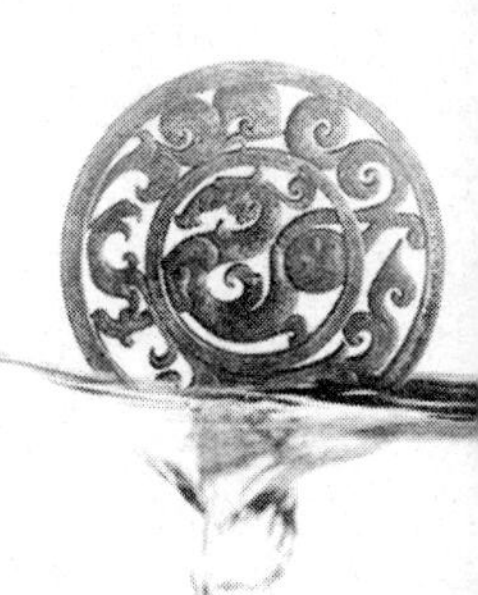

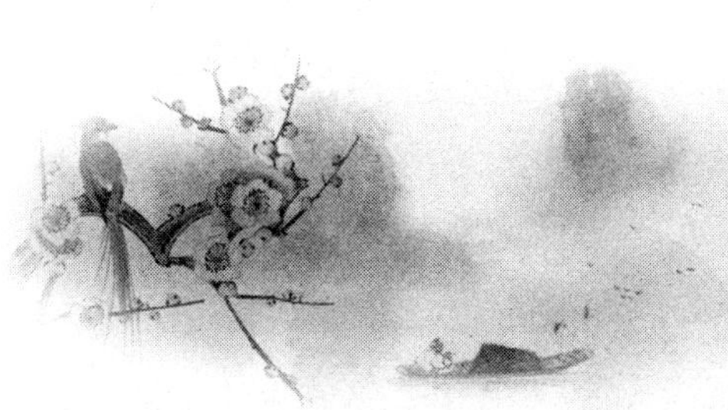

《实用家庭保健推拿按摩》序

推拿按摩是祖国医学宝库中的一个重要组成部分，历史悠久，源远流长。也是中医防病、治病、延缓衰老、益寿延年的重要手段之一。由于它操作简便，施治于病家痛苦小，也不需要更多的设备，经济实用，因此深得广大人民群众的欢迎，在国际上也越来越受到各国的欢迎和重视。

推拿按摩疗效肯定，有时是立竿见影。我虽然是学中医的，但不通斯道，然而却“饱受其益”。前两年我突患腰部疼痛，不得伏仰，痛苦万分，经按摩治疗，两次即愈，记忆犹新。今得读按摩推拿界后起之秀王国冰医师编著之《实用家庭保健推拿按摩》一书，倍感言不虚发。

该书作者王国冰毕业于北京中医学院，现在山西中医学院附属医院按摩科工作，是我院的中青年骨干力量。在长期的临床、教学实践中，刻苦钻研，不断创新，积累了丰富的推拿按摩经验，在1991年山西省卫生厅组织的首届“山西省针灸按摩技术比武大赛”中，荣获按摩一等奖。曾参加《三晋名医传心录——针灸按摩》一书的编辑工作，山西省市电视台、电台对他独具匠心的按摩方法曾做过多次报道，深受众多家庭的喜爱。

该书详细地介绍了家庭保健推拿按摩的手法、经络、穴位及内科、伤科、妇科、儿科等常见病症与面部美容、减肥和青少年近视眼的保健按摩等，内容丰富，图文并茂，通俗易懂，既是医护人员值得一读的参考书，也是一般家庭的良师益友，手持一册，身体力行，必将于健康得益焉。

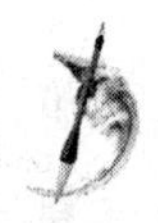

《医学经纬》序

中国医学，源远流长。千百年来，以其博大精深的理论和出神入化的疗效，引中外注目，令举世叹服。自轩岐发端，《黄帝内经》《难经》奠基，历代志士仁人穷毕生之力，倾盖世之学，智者精研医理，广创仁术，仁者承而接之，光而大之，脉络相续，代有圣贤。智如医圣张仲景，高屋建瓴，首开辨证论治先河，功在千秋；仁如真人孙思邈，以德济世，遍播扶困拯危善举，名垂百代；后有金元四家、明清诸杰。芸芸众贤，或挥巨臂独撑大厦，或聚众力共襄兹事，方使祖国医学巨轮长驱直入近代之驿。近世以降，西学内传，又有多少饱学之士，挎中医之精华，合西学之宏力，虽因工程浩大概难一挥而就，然其情切切，其意彰彰，其德其功，可歌可泣。

申君一工氏，出身书香门第，山西医学院毕业，山区行医二十五载，长年走村串户，风雨无阻，以医济民，德播乡邻，深得病家信赖；申君于诊疗之余，勤研岐黄，穷问经典，如此经年累月，对中西医结合理论和临床每有所悟，屡发新解，遂矢志中西汇通，尘步前贤；一工倾多年积学，著成《医学经纬》一书，洋洋30余万言。其立意之新、立论之深，叹为观止，捧读之余，颇多感想。该书以西医病名为经，中医证型为纬，分而析之，合而论之，互相启迪，互相印证，实为中西医结合之可贵探索。

一部中国医学史，实际上正是在百家争鸣中得以不断发展的历史。本书独辟蹊径，寻找中西医之契合点，确属创新之举。当然，唯其全新，书中之论难免使人读来生疏，听来不适，但贵在言之有理，持之有故，似此我们尽可以大力倡导之。至于书中某些观点之确切与否，尽可让医学实践活动来回答和验证，对其或褒或贬，甚或求全责备，未免为时尚早。设若我医界多一些此等探索之作、创新之品，那么中国医学之振兴定当指日可待，不知读者诸君以为然否。

书稿付梓之际，一工君万千叮嘱求序于我，自愧难以胜任。敬业之情所感，欣然草成几句，弁于卷首，聊以为序。

《郭信医学精粹》序

《郭信医学精粹》即将出版，郭氏嘱我写几句话，我很高兴。我们早在20世纪70年代就认识了，他出身于医学世家，秉承祖训，就读中医，1966年毕业于山西省太原市中医研究所中医大学班；又是山西医科大学第二附属医院著名老中医邢子亨先生的门生。他擅长书法，早在60年代初就多次参加全国及山西省书法展览，是中国书法家协会山西分会会员，中国硬笔书法家协会会员，是三晋医林优秀的年轻书法家之一。他不仅热爱书法，而且对唐诗宋词、名言警句也爱不释手，常以诗词、书法与同道们交流，向前辈们请教，曾得到中国中医研究院已故著名中医学家岳美中先生的称颂，并亲笔赠诗赐教。岳老的墨宝，郭氏迄今仍藏之金匮，不肯轻易示人。

郭氏治学也很勤勉，多问好学，注意医外功夫，使之融于医技之中，以提高思辨能力和技能。改革开放以来，曾多次公派出国，用中国传统中医药，特别是针灸、按摩等，为欧洲，亚洲、非洲、中东地区各国的患者服务，每每收到“奇妙”的功效，因此获得了所在国人民的信任和称赞；还有的国家特意派员来华“跟踪”郭氏学习医术，可见中医药学及郭氏的技能感人至深。总之，本书是郭氏临床经验、心得和体会的总结，对祖国医学的发展前景及针灸的某些方面提出了新的认识，特别是一些用中医药、针灸治疗外国人疾病的论述，更是难能可贵，因为在目前中医书籍中讨论外域疾病诊治的还不多，这也是该书值得研读的一点吧！

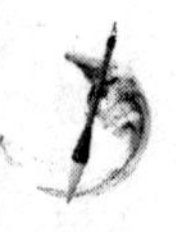

《临证治验会要》序

老友王瑞恒系主任医师、我院兼职教授，1961 年毕业于山西省中医学校，在基层行医 30 年，后调省城临床 10 余年，积累了丰富的临床经验，写成了《临证治验会要》书稿，掷下其初稿嘱我审改并写序。拜读之后觉得此作系几十年来临床心悟之总结，悟得好，有新意。该书体例并不按系统罗列，而是根据自己所得，信手拈来而成篇。这样的写法，去掉了汤汤水水，讲的都是一些实践经验，这才是读者最欢迎的。第一篇是面神经麻痹，因为我先后患过三次面神经麻痹（左侧一次，右侧两次），差不多每隔二十年一次，感受颇深。尤其第一次，正当青春少年，病本身的痛苦不太大，而治疗之苦使人煎熬，针灸从头顶的百会到脚趾的至阴穴，全身扎了个遍，服药从牵正散到补阳还五汤都用过，前后两年，结果还是“嘴歪”。直到 1998 年第三次患病，由于医疗条件的改善，综合疗法的运用，才得以恢复正常。从我本人的体会和给他人治疗的经验，感到瑞恒老弟在该病的早期就分成神经管内难愈的顽固型和神经管外好愈的易治型两型，早期用清热、解毒、消肿，中晚期用益气、活血、通络是对该病诊疗上的一大突破，令人敬佩。再如三叉神经痛，我们中医尚无特效、速效疗法，经他深入研究该病的病理与解剖，终于对火针加以改进，发明了炭化阻断疗法，解决了特效、速效问题。由此可见王老弟对中医学术的进取精神，也体现了其会读书、会思考、会创新之一斑。

全书共包括理论探讨和学习《伤寒论》心得，其余均属临床范畴，内、外、妇、儿、皮肤等病都有所涉及，治疗方法与手段针药兼有，可谓丰富多彩。王氏曾多次外出到济南、北京、太原等地进修学习，及门于岳美中、赵锡武、方药中、郭士魁、耿鉴庭等国内名家，医术提高更多，自立创新或羽翼前贤衍化方剂，且不乏“衷中参西”之作，如治疗内脏器官脱垂的“提垂汤”、治疗体位性低血压的“升压汤”、治疗胆道蛔虫的“美味胆蛔汤”，都是来源有自，中西合璧，值得学习。我是先睹为快，但限于时间，未得细嚼玩味，是囫囵吞枣的“快餐”，也受益良多。我想本书正式出版后对临床大夫会有所帮助，对初涉斯道的青年中医更会大有裨益。此乃活人之术，广种福田之善举，故为之序。

《方药临证技巧70例》序

师弟杨增良教授整理的《谢海洲用药心悟》一书出版刚刚一年，他又将恩师谢海洲先生在临床上用药、用方的经验整理成册，名曰《方药临证技巧70例》，即将付梓，我等先睹为快。此书之出版，既为恩师之所愿，也为学生之所幸。此书以中药—方剂—医案解析为主线，分为13章，计70节，将谢老临床最常用的70种中药，分别以这70种药为主药（或君药）的方剂70首，与方剂主治相应的代表性医案70例，用一药带一方、一方带一案的方法进行介绍，并附“发挥”一项，意在前后互参。这种形式不仅新颖直观，而且最适合于“初出茅庐”的中医院校毕业之学子在临证之初始阶段的学习和参考。其特点就在于先讲药之四气五味和功能，次述以该药为主药或君药之方剂的组成、功效与主治，详述方解以助理解此药与方之配伍应用，然后举出相应的病案解析，最后为“发挥”，不仅引经据典就某配伍关系一一阐发，还举一反三地列出由于加减而衍化出的“类方”和古今医家应用经验等。此书旨在使读者了解并学会如何将药、方、证联系在一起思考，有助于临证选用，走出只知道“秀才方”的困境。

师弟杨增良教授出身于中医世家，毕业于原南京中医学院，是融家学与师传于一身的中医专家，更幸运的是又先后成为王光昇、谢海洲两位名家的入室弟子，自身又得长期的临床实践及多学科教学和科研之锻炼，故能在将先师之宝贵学术经验吸收消化之后，犹如蜜蜂酿蜜一般，高产而又甜美，实乃吾侪之榜样也。

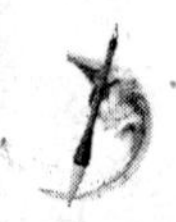

《随印会河侍诊记》序

我和韩仲成大夫认识较早，而真正结成好友大约是1976年在山西省第八期西医离职学习中医班上，即到了“文化大革命”的中后期。当时的西学中班形式多样，有一年的，也有几个月或半年的。因我从1963年起，一直担任西学中班的中药及方剂课老师，差不多每期我都带领学员上山采药、认药，和学员们同吃同住，真正接触较多。记得仲成大夫不仅课堂听讲认真，努力读书，而且生活也很俭朴，积极参加劳动，还经常帮我抄写一些文稿，一来二往就觉得这个人非常忠厚老实，吃苦耐劳，深知他治学严谨，好学不倦，所以我曾多次向我母校的几位老师介绍、荐举仲成大夫，印会河老师也接收他为“遥从弟子”。1981年仲成大夫又获得在北京中医学院全国方剂师资学习班学习的机会，提高深造，进步很快。由于他的虔诚和勤奋，深得印会河老师的赏识，铸成了印老在古稀之年“三进山城”的义诊、示教。仲成大夫也不辜负老一辈的培养、提携，晋升为副主任医师，荣任保德县中医院副院长，仍然孜孜以求，把近20年来侍师学习的笔记、日记整理成册，定名为

《随印会河侍诊记》，希望我提出意见并为之作序。拜读之后，我觉得以下两个特点尤为可贵：

一、内容丰富，真实可靠，对印老的《中医内科新论》有某些补充或解读

本书是仲成大夫侍诊印老的诊治实录，计有侍诊日记222篇，涉及80多种疾病和78宗医案选析，以及师生间信函往来，切磋问难。附录部分收集了印老的部分论文，可以说是应有尽有。最可贵的是它记录了印老高明的医术和广博的学识，没有水分，没有添油加醋的做作。

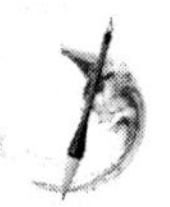

二、描述了师生间的真情厚谊

有言道"师徒如父子"，在这个小册子里随处可见。印老抱病卧床，仲成大夫挂念不已，不远千里多次带着家乡土产看望老师；把中风瘫痪在床上的老师小心翼翼地抱到轮椅上，推着老师在花园里散步，以消愁解闷；吃饭时间到了，仲成大夫给印老一口一口地喂饭、奉茶，没有真诚的感情能够做到吗？没有师徒如父子般的真情、亲情，印老能不顾古稀之年，心甘情愿地几次三番到一个偏僻的小山城去义诊、示教，耳提面命地传授医术吗！

当然，这个小册子不是教科书，而是一种随笔记录的再整理，也不能代表印老学术经验的全部，管中窥豹，可见一斑吧，但它是原汁原味的，值得称颂，谨为之序。

《阎钧天医学六书》序

我与钧天素昧平生，2008 年，在山西省中医临床优秀人才研修班授课时相识，交谈中得知钧天对祖国医学不独感情深厚，且颇多研究。他对“五运六气学说”倍加推崇，集历年研究之所得，择其精粹著成《运气摄要》；对《伤寒卒病论》也别有见地，如被业界大家无所不尊崇的“六经辨证”，不敢越雷池一步，钧天则敢于否定，而倡导“阴阳六气辨证”，在其大著《伤寒论纵横》中申之曰：“《伤寒论》辨证体系是阴阳六气下不是六经……疾病的传变是阴阳六气相感的，并不是六经相传……并不存在一日太阳，二日阳明，三日少阳等谬说”，把千百年来经典“结论”称之为“谬说”，此言或有离经叛道、过激之嫌，但似也不无可参考之处，特别是在今日敢于对“经典”提出这样尖锐批评，甚是难能可贵。此丛书中还有《医学求真》《临证拾芥》《伤寒·金匮·温病证治歌诀》及科普性的《有病这样治》等，凡六册，都是钧天君半个世纪以来，学习、研究、临证中的结晶，其中多有新意，不论对业医者或医事管理和中医药爱好者都会有所帮助。日顷，钧天君将书稿掷下，嘱我一阅并写序云云，拜读之后，自愧不如，谨陈数语，与钧天君共勉，是为序。

《杏林中人》序

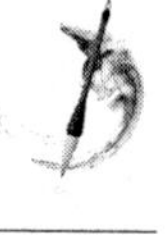

我和郭来旺大夫打交道是在20世纪90年代初，当时他治疗类风湿顽证的蚂蚁丸，正是研发的高潮时期，也算是“慕名”来找我的吧，因为此前我们并不相识，他给我的第一个印象是位来自贫困山区的憨厚农民或是基层的医务人员，落座后他较详细地介绍了他本人的信息及蚂蚁丸的研究梗概，有些腼腆地说希望我们帮他进行该药的抗类风湿病的药效、药理学研究，若能开发成一个正式的治疗药，不仅是广大患者之所需，而且对他们山区医院都是一件很有意义的大事。因为当时按国家的规定，省里有权批准健字号药物用于临床和生产，观其态度的谦和、认真、渴望实现其奋斗目标的真情实意，加之我们学院刚成立不久便有人寻求合作和帮助，当然很是高兴。再者我们培养研究生的经费也很紧张，借此横向课题，也可获得一些经济补助。我把此情况说明后，便愉快地达成协议，如期完成了试验和提供了新药研发的基础药效药理材料，时间不长便通过了省药品评审委员会的评审，继而药政处批准为健字号新药。更为值得庆幸的是，由于该药疗效较好，受到了患者和医务人员的称颂，遂于1990年通过了省科委组织的专家成果鉴定，并获得山西省科技进步一等奖及多项奖励，郭来旺大夫本人也破格晋升为中医主任医师，随之而来的还有国务院特殊津贴、劳动模范等荣誉称号，这些我都是亲眼所见或参与者。事情至此还远远未结束，更未止步，他先后又筹建了交口县类风湿病专科医院和山西晋康风湿病医院。蚂蚁丸的研究继续前行，研发了升级换代产品——蚂蚁通痹胶囊及几种蚂蚁制剂，还要伏案写作，著书立说，写成了《类风湿关节炎的诊断与特殊治疗》一书，2012年又做了修订，发行了第二版。于此不难看出，近年来郭来旺已是成果累累，可以说是名扬四海的大医了。近日又将其奋斗经过的《杏林中人》画册掷下，嘱我写序。先睹为快，翻阅拜读之后，深感这一组组的照片，都是郭来旺不畏艰辛、拼命苦干的真实写照，堪为医者之楷模，这一篇篇、一段段的说明文字，就是吕梁山里土生土长的德艺双馨、自学成才的大医者的奋斗史，确实令人佩服。这本画册和郭来旺本人一样，忠厚老实、不夸张、不做假。依我看，若从照片的取景、采光、摄影技巧等方面，我虽是外行，说真心话不敢恭维，但它的可贵就是真实。最后一页，是他家乡的县域、乡镇、村，不是什么好山好水的好地方，再看那满脸堆笑的高堂老母，就可明白这里已是“穷则思变，变则通，穷乡出贤士”的幸福山村了。郭来旺所从事的事业，也将伴随着山乡的变化、伟大祖国的复兴而更快地进步和发展，让中医药走出国门造福于全人类。是为序。

《杏林求索》序

壬辰年孟秋，前绛县中医院院长赵作伟医师掷下他的新著《杏林求索》一书，并邀我审改和写序。自愧才疏学浅，难以胜任，但盛情难却，再说这也是一个学习的好机会，不用掏腰包到书店去买，拜读送上门来的书，何乐而不为！我一直认为读书是一种享受，先睹为快，展卷拜读之后，我觉得该书有以下特点：

一、该书是临证实践所得之作

该书并不按照病名、病症、辨证论治、处方用药等套路行文，而是根据自己读书、临证的心得体会总结性地陈述作者的所得，真实可靠，文笔流畅，“细细咀嚼，幽香满口”。开宗明义，首先讲述了作者如何从一个颇得人们称颂的西医外科大夫，却半路出家、执迷地去苦学中医，以及如何学习中医的理论和经验教训，对初涉斯道的年轻学子们和欲提高技术水平的临床家，提供了借鉴，找到了“参照标本”。

二、认真读书、及时总结分析临证医案，是成才和提高疗效的重要途径

常言道“将门虎子”“名师出高徒”，一点儿也不错，诚然拜名师学习是提高学术水平和临床疗效的好方法，但没有这个福分的基层医生怎么办？私淑名家，按图索骥地研读、临证运用，可能也是提高技艺和成才的另一法门。作者总结了他的经验和方法，走进“扶阳派”的行列，就是其真实的写照。中医界有云“熟读王叔和，不如临证多”，说的是要想成为良医只能是多临证，虽然有一定的道理，但只强调跟师临证，有意无意地放松或无视读书学习的观点，特别是对工作在基层、无法跟“名师”的医生未必可取。理论是临床实践的导师，没有理论，只能是个“医匠”，故近代名家曹炳章说：“世有创读书不如临证之说，此不学无术者欺人语也。”似也并非不是箴言。

三、医案医话是作者真才实学的表征

该书的第三部分是医案医话，约占全书的2/3，是作者读书临证的精华部分，其中不少内容是作者学习扶阳派的经验实例之总结。晚近，虽然扶阳派甚是红火，会场、论坛爆棚，但医界对此也不乏诟病。老朽认为中医流派很多，之所以能成为一派，自有其所长，长就是吾辈应当学习的地方，善学者择善而从也。扶阳派以善用、广用、重用附子著称，赵氏在书中论说：“用不用附子，以及用多少附子，不是凭医者之所好，而是依病情之需要。”这不仅一言中的，实事求是，也是他学习扶阳、运用扶阳的精辟总结。

我和作者结识，是源于20世纪80年代山西省西医离职学习中医研究班。当时我供职于该学习班，任中药学及方剂学教师，朝夕相处近两年。学习期间他听课认真，成绩优秀，谈吐举止令人钦佩，我们也常在课余一起问难论道，甚有相见、相识恨晚之感。学习结业后也经常有书信往来，或假来并办事公出之便，到寒舍一叙，促膝相谈，甚是欢愉。转眼之间，已届耄耋之年，仍笔耕不辍，今读其大著，深感作者由西医的高才生嬗变为“铁杆中医”，无言无声地表明，中医药学的博大精深，真能“引无数英雄竞折腰”“顶礼膜拜”“学而时习之”，老朽焉能不欢喜雀跃。观是书启迪后学，嘉惠医林，奚陈数言以为序。

《美丽的中药传说》序

山西省药检所的老所长、我的校友、师妹高天爱主任中药师，掷下一册《美丽的中药传说》，嘱我阅后写写序云云。先睹为快，学习为先，展卷阅后，觉得作者用心良苦，旨在向社会传递一种中医药厚重的历史积淀，并从一个侧面启迪人们进一步挖掘、继承中医药的历史价值和人文内涵，为民众健康做出更多的贡献。众所周知，中医药是中华民族的健康宝库，从三皇五帝传说到有文字记载，历经五千年，我们这个多灾多难的民族，遭受了各种自然灾害、瘟疫和外族的兵戈残害，却能生生不息，且日益繁荣、昌盛，就全靠了中医药的庇护，这的确是中医药的伟大贡献。

本书广为搜集了中医药相关的美丽传说、趣闻，堪称集故事性、趣味性、知识性为一体，不仅可做茶余饭后、休闲浏览、品味欣赏，也可充作启迪儿孙热爱伟大祖国，培养对中医药兴趣的启蒙读物；由于作者是中药制药方面的专家，深谙中药的药性、药理和功用，所以对文中涉及的中药还做了索引、注解，这对广大热爱中医药的同志、热爱中医药养生的朋友以及初学中医、中药的学生，也是一本很好的参考读物。鉴于此书必能嘉惠大众、增广知识、促进健康，诚乃善举，爰陈数语，权为序。

《朱进忠老中医50年治验经验丛书》序

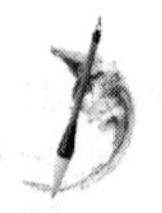

我和朱进忠是在北京中医学院（今北京中医药大学）读书时的同学，寒窗共读6年有余。他长我2岁，1962年毕业后又同时被分配到山西省中医研究所（今山西省中医药研究院），同在一个科室，同住单身宿舍一个房间，直到1973年他的宝眷来并才分开，但仍是一个单位，天天见面。1990年我被调入山西中医学院，屈指一算，已有34个春秋。我俩虽然不是同胞兄弟，但能如斯者，也是天赐“良缘”。2006年11月5日，得知朱兄患冠心病住院，甚是焦急，翌晨8点我到病房探视，握手言谈，神色俱佳，安慰过后，当日下午我便赴南宁开会。待我返回太原，方知朱兄已驾鹤西去。不料6日的握别竟成永别，不禁泪下。

朱兄进忠，1933年4月出生于河北省定州市西坂村。朱兄一家全是医生，其父朱好生先生是当地名医，其长兄、二哥、三哥也都以医而闻名，且有着光荣的历史。抗日战争时期，为八路军购买药械，救治伤病员，曾受到冀中军区的嘉奖。新中国成立后，河北省人民政府还为其父亲立了碑，以示纪念。生在这样家庭背景的朱兄，考进北中医后，一心只读圣贤书，学业进步更快，被同学们戏称为“朱夫子”。参加工作后，由于既有家传又有师授，因此诊疗上如鱼得水，技艺高超，名噪三晋。古稀之年退休后仍坚持门诊，每日门庭若市，半天要看七八十人，下午两点钟还不一定能下了班。朱老临证，善用经方，且不拘泥于病名，更不拘于某方治某病，巧思善辨，常以最普通的药，仅几味药的小方而治愈大病、难治病。如心律不齐、房颤等，因属于中医的脉结代，恒以炙甘草汤治之。朱兄则不囿于此，坚守辨证施治，按证用方。一患者因心悸数次查心电图结果为期前收缩，或房颤，或二联律、三联律出现，被诊为心肌炎，住院治疗 7 个多月，除西药外，还兼服中药炙甘草汤加减 200 余剂，始终未效。朱兄根据患者头晕心烦，胸满胸痛，心悸失眠，舌苔薄白，脉弦而结，诊为血虚肝郁，治以养血舒肝，用逍遥散原方加丹参 15 克，服药 4 剂，诸症好转，30 剂后，诸症消失，心电图恢复正常。所以他告诫医者：“治病之法，有常，有变，不可拘于成法，只知其常，不知其变，此之误也。”他还强调，“多种疾病为一身时，用两方交替服用可以增加其疗效。”可见在疾病的治疗上独树一帜，不落窠臼，被誉为临床大家名不虚传。

朱兄不仅是临床大家，而且是著书立说，笔耕不辍的高产作家。据我粗略统计，由其主编、参编和编著的中医著述至少有 26 部，合计约千万言，真可谓著作等身。其中仅其自著的《中医临证经验与方法》和《中医临证 50 年心得录》二书，就有 170 余万字。更为钦佩的正如其在书首声明的那样：“本书所列疾病均是我治疗过并取得疗效的。”这朴实诚恳的 18 个字，确实道出了他近 50 年来在内、外、妇、儿、五官各科的临床经验，其特点和精粹是将中医药基本理论与临床密切结合，对每一个病例都加以具体分析，既分析成功的经验，又总结失败的教训，理、法、方、药兼备。

有家传和师授，又有临床实践和经验，在药品开发上自然要结出硕果。其中影响最大的就是名震全国的“宝宝一贴灵”，它救活了一个名不见经传的县办小药厂，就这一点来说，朱兄也是功德无量。朱兄还是社会活动的积极分子，他是多个学术团体的理事和专业委员会委员，多种杂志的编委，还是山西省中医药研究院硕士研究生导师和第二届全国名老中医传承指导老师。曾任山西省政协五、六、七届政协委员，山西省卫生厅中医局高级顾问等。由于他在中医药方面的突出贡献，早在 1992 年就获得了国务院颁发的政府特殊津贴及卫生部授予的“德艺双馨医护工作者”称号。

朱兄逝世 10 周年之际，彦欣贤侄，将朱兄手著《朱进忠老中医感悟经典·金匮要略、伤寒论》《朱进忠老中医感悟经典·内经、难经》《朱进忠老中医感悟经典·温病条辨》《天人合一与临床应用》《朱进忠老中医难病奇治经验》《朱进忠老中医医案医话》《朱进忠老中医辨证论治方法荟萃》《朱进忠老中医用药经验真传》八册，汇集校注，将于近期出版，邀我作序。拜读之余，深感朱兄的学术思想和辨证论治的思路以及对《黄帝内经》《难经》《伤寒论》《金匮要略》《温病条辨》的学习感悟之深刻。尤为可贵的是，治验医案部分 180 多个，虽然有用西医的病名，但思维辨证治疗方药都是地道中医的辨证施治方法，且疗效显著！何以能有如此惊人的疗效，最根本的也是最重要的就是“辨证施治”，就是牢牢地掌握了中医基本理论，掌握了中医的精髓。众所周知，理论是基本功之一，理论能指导实践，能指导临床治病，从某种意义上说“中医的生命线在临床”之论，虽然不错，但似不全面，因此清代名医大家吴鞠通说：“俗云‘熟读王叔和，不如临证多’……似业医者，可不必深究古法，唯求临床多耳，此医道所以日趋而下也。”他接着又说：“予谓学医必先读书而复临证。”近代名贤曹炳章对此俗言也有类似的看法，他说：“有道读书不如临证之说，此不学无术者欺人语也。”同窗好友，国医大师李士懋教授说得好：“中医的伟大，首先在于理论的优势，没有伟大的理论，何来伟大的实践。”这些高论，不能说不是对今日某些习医者之箴言！

聪慧的彦欣贤侄，不仅继承了朱兄的衣钵，坚持临证，服务于民众，还将朱老的遗著整理出版，必能嘉惠医林，谨此为序，并志轸念。

《施今墨对药》（第三版）跋

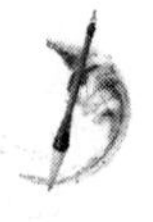

吕景山教授是我在北京中医学院（今北京中医药大学）读书时的同学。1956 年北京、上海、广州、成都四所中医学院成立，也就是新中国成立后第一批由国家投资创办的中医高等学府，当时北京中医学院借住在北京市中医进修学校，学生加老师及工作人员也不过 200 人。当时学校小，人数少，大家都很熟悉。说来也巧，1962 年毕业后，我们同时被分配到山西省中医研究所（今山西省中医药研究院）工作，20 世纪 80 年代后期又同时调到正在建设中的山西中医学院，屈指一算，半个世纪将要过去，我们也都近花甲之年了，虽然不是“同吃一锅饭，同点一灯油”的亲兄弟，然则同学、同事，能如是者几何！

吕兄是个有心人，学习努力。1958 年我们在北京门头沟煤矿进行教学实习，当时的教务长祝谌予老师将其老师、北京四大名医之一的施今墨先生习用“对药”百余个，整理编辑后油印成一小本，分发给我们学习。祝教务长是施老先生的高足，也是施先生的门婿，曾留学于日本的金泽大学医学部，是中西医兼通的学者。1961 年毕业实习时，祝教务长又是吕兄的指导老师，并引荐入施门，侍诊于左右，在施、祝二老的指导下，在那个油印小册子的基础上，又增加百余对，整理成《施今墨临床常用药物配伍经验集》，印行后颇受好评，行销全国；尔后再经修订整理，名曰《施今墨对药临床经验集》正式出版。1996 年版的整理是为便于对施老“对药”的理解和使用，在引证前人经验的基础上，着重阐释施老的经验，并尽量结合吕氏自己的心得、体会，再做修订、增辑而成。由此可以看出，该书不仅是施老宝贵经验的总结，也融入了施门弟子的心血，弥足珍贵。全书共收录对药 290 余个，按照功能、主治分为 24 类，一一详加说明，书末还增加了药名索引，按简化汉字笔画之多少排序，便于检索和使用。定名为《施今墨对药》正式出版发行。2005 年版是应出版社之请，再次修订印行，以飨读者。

1962 年我们毕业参加工作后，圈外的人把我们这批第一届中医学院毕业生誉称为“中医黄埔一期”，我们自己则戏称是“试制品”。我国真正的“黄埔一期”军人多英雄好汉，中医学院的第一期“试制品”也有佼佼者，吕兄即是其一。他先在山西省中医研究所内科工作，后因工作需要，改修针灸，成为我国第一批援外医疗队中的一员，赴非洲为当地的群众服务，播撒中医药学的种子，宣扬中医药学威力，由于工作出色，获得赞誉。为了弘扬施门医术，吕兄就施氏对药做了四十多年的研究探索，笔耕不辍，几次修订，多次引发“洛阳纸贵”，受到广大读者的欢迎和好评，不少专家学者为该书的出版题词评述，赞扬其对丰富祖国医学的内容做出了贡献。《施今墨对药》出版后，似乎还引发了“对药”研究热，如《中医临床常用对药配伍》《张仲景对药集》等先后出版，由此可见影响之一斑。不仅如此，施门对药经验的总结出版，也受到了党和政府的重视，获得了很多的荣誉和奖励，先后被评为1982 年度全国优秀科技图书一等奖，山西省 1983 年科技成果二等奖，中华人民共和国成立 35 周年，被中国革命博物馆列为重大成果进行展出；在国外，已先后被日本和韩国译成日文和朝鲜文出版，可见其影响之深远。此乃吕兄之荣，吾辈之幸事，吕兄之功大矣！

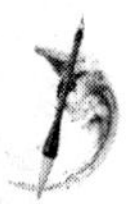

《谢海洲用药心悟》跋

我于1962年毕业于北京中医学院（今北京中医药大学）医疗系，该院创建于1956年秋季，学制6年，我们是第一届毕业生。在校期间谢海洲先生是教授“本草学”的老师，从那时算起，到我毕业参加工作至今已近50年，我和谢老师始终保持着密切的联系，我在山西中医学院工作，耳提面命式的学习机会少了，协助谢老师整理其著述，对于学习、继承恩师的学术和经验也不无小补。这些年来，先后已整理出版了3部，其中和洪文旭等整理的《谢海洲医学文集》荣获2005年度中华中医药学会科技成果（著作）一等奖。

谢老师出身于中医世家，幼秉庭训，及长又拜多位名师研习岐黄，加之勤奋好学，1947年即获得南京国民政府考试院中医师资格。早年谢老师住在北京东城钱粮胡同内连丰胡同8号的一个小院里，口碑甚好，周围的街坊邻居都知道这位谢大夫。我第一次到谢老师家，就是在胡同口玩耍的小姑娘把我领到家门口的，真不愧为“誉满邻里”。

谢老早年拜中药学家赵燏黄先生为师，研习中药，后兼任中国药学会《中药通报》（今《中国中药杂志》）编辑。所以他讲中药课生动有趣，嗓门大，声声入耳，数十年不忘。由于谢老师有“童子功”，医药兼通，临床用药更是技高一筹，对于药物的配伍，“对药”的选配与应用，确有“心悟”，仅以仙鹤草为例，即可见一斑。谢老师指出，以前的本草门径书《本草备要》中未收载仙鹤草，20 世纪 50 年代中药教科书收载后，应用才渐渐推广。该药不仅用于血证，还是治疗“脱力”劳伤的强壮药，南方农民春季用此草喂水牛，使其强壮有力，为主人多耕田；丁福保先生用于治自汗、盗汗，无不效验。临床上谢老很爱用仙鹤草，每用 30 克左右，可治 20 多种疑难症，所以他说：“仙鹤草赛人参，并不为过。”最独出心裁的“对药”是仙鹤草配连翘，治疗血小板减少症，意在借连翘含有维生素 P（芦丁）以降低毛细血管通透性，再配仙鹤草增加血小板含量，促进凝血功能，乃成凉血、散血、止血之良剂。若非中医、中药的行家里手，谙熟医理、药理，岂能创此中西合壁之“对药”。所以已故中医药界的老前辈叶橘泉先生评价谢老师是“医药结合，二美俱全之才”。“对药”是临床上最常用的配伍形式，两两相伍，常有相得益彰之妙。谢老最为擅长相互制约、相反相成者，如散与收、温与清、攻与补、升与降、动与静等，包含着对立的两个方面，也就是说其作用是相反的，不谙斯道者或认为是杂乱无章，然则相互制约以防其偏的功效颇大，乃兵家所谓“有制之师，无往而不胜”，故有出奇制胜之妙也。实际上这种“相反相成”的组方原则，正是本于中医对疾病的基本认识——“阴平阳秘，精神乃治”，故医者治病总以“燮理阴阳，以平为期”为制方选药

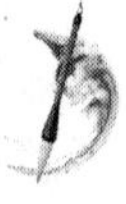

的准绳。当然这种配伍原则，实际临床上常是相互渗透、相互关联的。由师弟杨增良教授整理的谢老师关门之作——《谢海洲用药心悟》，正是这“心悟”在临床上的真实记录。说了药，自然就会想到方，谢老师不仅善用经方、古方治疗食管癌，七厘散治疗冠心病，麻黄附子细辛汤治疗阳虚型感冒和脉迟证（病态窦房结综合征）等，而且还创制了许多新方，如治疗脑萎缩、老年性痴呆的三黑荣脑汤，治疗颅脑损伤后遗症的化瘀通络汤，治疗癫痫的癫痫康胶囊和治疗贫血及再障的生血片等。其中癫痫康被收入“卫生部药品标准中药成方制剂”，已由山西省某中药厂生产多年；生血片由天津某药厂生产，并为《中华人民共和国药典》1 部收载，成为法定中成药。

谢老从事中医药工作 60 余年，学验俱丰，享誉海内外，一生笔耕不辍，著作等身。大凡著书立说者，多是扬长避短，写成功经验的多，失败的教训则常避而不谈，谢老师则不然。实事求是，既写经验，也写教训。在《荷兰应诊纪实》一文中明确写道：在荷兰应诊 3 个月，共诊约 500 人次，疗效仅 20%，其中痊愈者也不过 10 余人，有的只看过一次便不来了，真是老经验遇到了新问题，何以如此？经仔细分析研究，最主要是未能因地制宜，生硬地搬用在北京的经验所致。如治疗咳嗽，在北京用止嗽散效果很好，而在荷兰治疗 17 例，前 15 例均无效，何也？荷兰靠海，纬度低，终年多寒冷气候，而北京纬度相对高，较干燥，因此改用二陈汤后才收到效果，这种实事求是的作风，弥足珍贵，垂范后学，治病用药要因地、因人、因病制宜，决不能言过其实，才能真正获得患者的信任，为人民的健康做出贡献。谢老师医术高明，有口皆碑，而且医德高尚，不分尊卑贫富，有求必应。2004 年夏天，全国疑难病学术会议在太原举行，谢老师莅临会议，在做学术报告的空隙和晚上，一批批的患者前来求诊，不论时间多晚，谢老师都是耐心地予以诊治。2005 年 6 月在石家庄市蟠龙湖疗养区义诊，求治者络绎不绝，返回北京时车已开到疗养区出口，还有患者在恭候求诊，谢老师当即命令停车，在车上又看了 3 个患者，才匆匆离开。7 月份，谢老师到江苏省南通市参加“名老中医经验继承交流会”期间，出现饭后呕吐的症状，回家后呕吐不止，确诊为贲门癌，在急需入院治疗之际，仍念念不忘已预约的患者，坚持看完这批患者再去住院治疗。不料恩师一病不起，不幸于 2005 年 11 月 15 日与世长辞。噩耗传来，不禁泪如雨下，思念恩师 50 年来对我的教诲和提拽，后悔未能在恩师卧于病榻之时，到床前递上一片药，捧上一杯水，而 6 月 11 日在石家庄市蟠龙湖疗养区的分手竟成永别！11 月 23 日早上五点半，我与师兄吕景山教授赶到北京，和师弟杨增良教授、周文志教授前往八宝山革命公墓礼堂为恩师送行，前来瞻仰遗容、向恩师送别者不下数百人，人人涕零落泪，悲恸异常，悼念之情，感人至深。今日挥泪草成此文，以示感恩思念之情，《谢海洲用药心悟》的印行出版，终可告慰恩师的在天之灵了。

谢老师，安息吧！我们永远怀念您……

第六篇

王世民文集述要

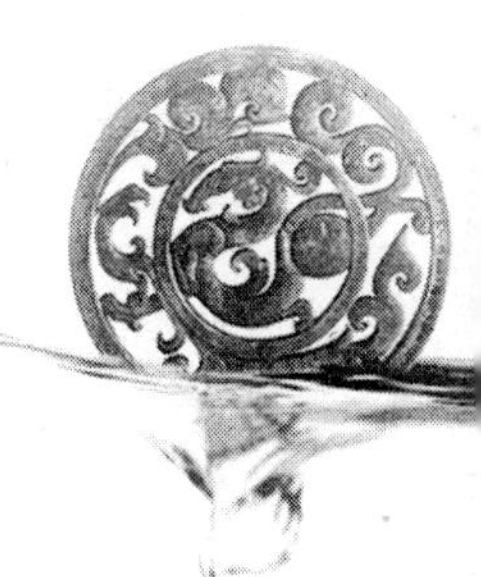

《中药方剂文献文集》

《中药学散论文集》

《党参文集》

《中医方剂学文集》

《通下剂文集》

……

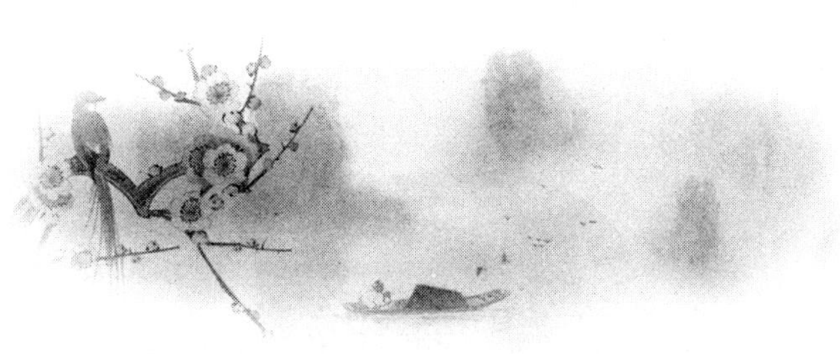

《中药方剂文献简介文集》

中国医学有着数千年的历史，历代著述可以用“汗牛充栋”来形容，可见文献之丰富。晚近，除了成本成套的著作以外，期刊也日益增多，内容也更加丰富多彩，各地出版的中医药刊物或中西医综合性的杂志，不下千种，大量地收载着中医中药的研究成果、临床报告等论著和资料。这些科学资料，不仅反映了我国中医药工作的伟大成就，而且也交流了临床经验，推广了研究成果。因此不论是搞科学研究、教学和临床医疗工作，都需要了解有关的文献，尤其需要了解国内外过去和当前的研究成果及其发展动向，才能避免无意义的重复，并根据实际情况和需要来制订科研计划和研究题目。实践证明，抛开前人的经验教训，没有前人的研究成果作为基础，研究工作是很难顺利开展的。但是古今中外，书刊资料那么多，如何才能快速地、比较全面地查阅到需要的文献资料，这就必须掌握有关知识，方能在最短的时间内，较为迅速和全面地查阅到需要的文献。

本文写成于1972年，是仅就我在工作和学习过程中所涉猎的有关文献资料加以整理而成。除了简要的介绍一些常用、常见的字典、辞典及相关的工具书、期刊与某些大部头的参考书之外，还特别介绍了主要中医药或与其相关的日文的书刊，其中期刊 10 种，工具书 5 种，还附录了当时不易查找的日文杂志《日本东洋医学会志》总索引，收录了该刊从创刊到第 22 卷，即 1950—1969 年的目录索引和该学会的活动总录等。这些东西现在看来没有什么意义，但在当时似还算是有用的。

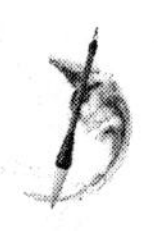

《中药学散论文集》

本文集收录了我数十年来的16篇中药散论，多数是对某些问题有感而写成。如《小议药食同源与神农尝百草》，是针对有些人认为神农尝百草是在专门寻找药物因而才有“一日七十毒”的遭遇，实际正好相反，它是在描述先民们在寻找食物时惨痛的遭遇，并从中寻找到了可以充饥、果腹的食物，选出了一些能治病祛疾的药草，换句话说就是药物是在寻找食物时的副产品。应该说从根本上看药物和食物是同性同源的，是一本两支的关系，所以有理由认为它们的基本特征可用“三同”加以概括，即药食同源、同理和同功。这也是中医把日常食物视同和中药一样有寒热温凉四性和酸苦甘辛咸五味，也是中医药膳养生健体的根据所在。但也有专论性的文章，如《试论中药的固有作用，次生作用和配伍作用》《中药归经学说浅谈》《对中药“十八反”——“株连”现象的思考》等，说到中药十八反的“株连”，确实值得讨论，例如说“瓜蒌贝敛及攻乌”吧，原意是瓜蒌等反乌头，不能伍用，但诸多书籍记载也反附子，理由是乌头和附子含有同样的有毒成分——乌头碱类，成分相同勉强说还算有点依据，那么瓜蒌根——天花粉为什么也反乌头、附子呢？新世纪《中药学》高校教材 98 页，《中华人民共和国药典》（2000 年版 42 页）皆谓“不宜与乌头类药材同用”，实际也是说与乌头相反的关系；也许说它们都是同一植物的不同部位，那也是强词夺理，众所周知，同一植物的不同药用部位，在中药学里其药物性味功能多是全然不同的，如枸杞的果实是枸杞子，功能补肾，其性偏温补，而其根皮名地骨皮，药性甘寒，功能凉血除蒸、清肺降火，怎么能同等对待，视同一物呢？像这样的问题，多年来似乎不容置疑，反倒是医者必须遵守的教条了，真有点岂有此理。再如《中医临床研究中的若干药学问题》，此文发表在 1986 年《中西医结合杂志》上，重点是提醒诸同道，在临床研究中遇有疗效不佳时，不要总是拘泥于“辨证”“分型”的问题，还要想到是否与所使用药物出了问题。因为历史的原因，临床所用的中药常有品种的混乱、真伪混淆、品质质量以及制剂问题和给药方法等都可能存在影响疗效的问题，例如 20 世纪对败酱草降转氨酶的争议，其原因是南方习用的是十字花科菥蓂的全草，北方习用的则是菊科植物苣荬菜，显然就是品种混乱使然；不仅是中药，中成药也曾经发生过类似的问题，不可不知，不可不慎呀！还有一篇名《医师知药事，良医之需也》也是强调“医应识药”的问题，难怪清代名医程钟龄在其大著《医学心悟》大声疾呼，曰：“药中误，药不真，药材真致力方深，有名无实何能效，徒使医家枉用心。”吾辈为医者，不可不知“药中误”的问题，不可不识药矣！

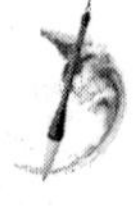

《党参文集》

党参是山西省的主产药材之一，山西省还是党参的原产地，之所以名曰党参，就是因为它产于山西晋东南一带，古称“上党”者，故名党参。我早在20世纪60年代，就注意到该药的有关资料之收集，并发现早在20世纪30年代即有我省中医师赵莀臣编著的《党参的新研究》一书，石印本，是个人私家印制，并非正式出版物。该书有党参的插图和一些表格，收录了一些各地的产量和商业信息。70年代初我有幸参加了编写1977年版《中华人民共和国药典》的山西主产药材的准备工作，与当时调到省药检所的几位老师一起，对潞党参的药理等做了较为系统的研究，实验报告发表在1973年的《山西医药杂志》；尔后在山西省中医研究所及山西中医学院与研究生们又做了化学、微量元素和不同产地党参品质差异比较等多方面的工作，均收集在本文集中，凡13篇。尽管这些工作做得既不深刻，实验手段也不先进，甚至还用18世纪的“记纹鼓”描记心肺功能等，但它确实是当时的真实记录，而且是在令人难忘的“文化大革命”时期完成的，也算做是时代的

“印记”吧。全集收录的文章，有历史考辨、出典，也有化学、微量元素及药理研究等。商品中山西党参分潞党和台党，前者为家种，后者为五台县野生，一般认为台党质优价高，并认为两种党参从植物学上说是同一植物，并无二致，但我们则有异议，并通过两种植物学特征的调查，花粉的扫描电镜观察，根导管解剖构造的电镜观察，种子表面纹饰电镜扫描及正反杂交实验交配不结实等，均可说明，潞党和台党在某些生物学特征方面存在着差异，似是迄今未见报道的。

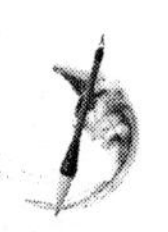

《中医方剂学文集》

《中医方剂学文集》收集1978—2008年间研究报告及散论共21篇。其中主要是我在学习、研究方剂过程中的专论，斗胆包天地对方剂学研究的一些看法，计有《中医方剂研究之我见》《中医方剂研究中值得注意的几个问题》《本草文献在方剂学研究中的意义》以及对实验方剂学的定义和研究思路与方法的刍荛之言，还有临床上关于方剂辨证的一些思考等15篇，其中第二篇是《方剂研究文献综述》，写成于20世纪70年代后期，分为：①古方今用的研究。②中西药配伍使用的研究。③剂型与制剂的研究。④实验研究。⑤药品质量，检验和鉴定，约54千字，征引文献291篇，这在当时是完全用手工检索，摘抄的情况下完成，可以说是对1978年以前方剂现代研究的一个小结，也为我们后来进行方剂研究和实验方剂学的开展打下了一定基础。此外该文集，还收载了6篇日本同行的文章，其中5篇是菅谷爱子、高头迪明等有关柴胡桂枝汤对癫痫的实验观察之摘译，篇幅很短，用柴胡桂枝汤治疗癫痫，我国同行似未多见，摘译出来以供参考。另一篇则是日本《代谢》

杂志的临时增刊号——《和汉药》，由日本著名的药学专家木村正康写的《用实验药理学方法进行方剂研究的尝试》。他选用我国有名的中成药——六神丸，作为供试品，进行了方剂学的实验药理学的研究，众所周知，六神丸是小复方，药仅六味，但除植物药冰片外，还有矿物药朱砂、动物药蟾酥，都很典型，可以说是最少药味的大复方的代表方，真是少见的“大”复方制剂，其选方可谓用心良苦。其一，整个实验分成两步，首先观察的是组成方剂六味药的综合作用，第二步是药材所含成分水平（即多少）的综合作用；其二，这就是从中药复方的综合作用进而过渡到观察了其生物活性物质的综合作用，其中似还有量效关系的探讨。文章最后总结说量的认知乃来源于复合比，其本质可视为是综合效应产生了新的物质，这就是药物的变移现象，这在药理学书籍中是找不到的，尽管其原理就是由三个以上的药物间的作用而改变了方剂的作用性质和方向，这种变移效果，就是中药的复合作用。木村先生的这种认识，似乎与我们讲的方剂作用是一种“合力”，这个“合力”可能不是简单的 $1+1=2$，可能是 $1+1>2$ 的矢量。

《通下剂文集》

《通下剂文集》内容较少，仅收入 7 篇文章。通下是中医临证治疗中的八法之一，即下法、攻下法。它是以泻下药为主组方，通利大便或逐水以祛除病邪，达到去菀陈莝治疗疾病的目的，是临床上常用的治疗方法之一。此类方剂主要适用于胃肠积滞、实热内结，便秘不通或寒积、虫积、水饮、瘀血等里实证。其法始于《黄帝内经》，其方首载于仲景的《伤寒论》《金匮要略》。金元之张子和颇有发挥，著有《儒门事亲》，大声疾呼："所谓下者，乃所谓补也。陈莝去而肠胃洁，癥瘕尽而荣卫昌，不补之中有真补者存焉。"除广泛应用于内科诸病外，还适用于跌打损伤诸疾。明清以降，温病学者，因于温为阳邪，灼液伤阴，每易造成里热实证，因之亦颇为重视下法，化裁了许多通下剂，并提出"温病下不厌早"之论。由是以观祛邪确是治病的一大法则，盖因人衰老，死亡，除了天灾人祸等意外事故常是因病而衰因病而亡，从这个意义上说，却病即能延寿，所以张子和"所谓下者，乃所谓补也"，是有道理的。据报载：新中国成立前，上海三友实业社的"三友补丸"

就是一味大黄，市场销售甚好；江西一位中医也以单味大黄制成的“通补丸”而出了名。早在晋代葛洪曾说：“若要长生，肠中常清，若要不死，肠中无屎。”由此可见通下法与补益法在养生以延年方面有异曲同工之妙。所以本文集第一篇，就是《通下法——却病延年之道》，把通下法视为养生的另一法门。晚近，我国医学工作者在中西医结合治疗急腹症和挤压伤综合征的过程中，又创立了一些新的通下剂，取得不少可喜的成绩，把通下剂的应用和研究提高到了一个新的水平，由于实际临床上病情复杂多变，一法难以适应病情，因此，又化裁出二法或数法联合使用的方剂，这就形成了通下剂的更加多样化。南开医院著有《承气汤研究》一书，可资参考。

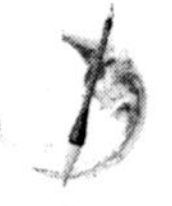

讲到通下剂不可不提及现代医学的肠—脑相关学说。这个学说认为人的脑与肠肽、肠神经系统相关，甚至认为肠道是第二脑，这个学说早期争议很多；随着研究的深入和广泛，已渐为理解或公认。按我一知半解的认识，此学说对中医药理论和中医药临证治疗法则方面颇有启发和参考价值。我曾用泻下药治疗某些伴有肠燥便秘的癫痫，用礞石滚痰丸治疗实热老痰上扰神明的神昏高热，大便一通神昏高热即可缓解，王永炎院士用星蒌承气汤治疗中风痰热腑实证等，都是属于中医所谓釜底抽薪治法，更有甚者用十枣汤峻泻治疗某些精神分裂症，似可以说是较典型肠—脑相关的治疗。从中国传统文化中看似也有一些肠—脑相关的端倪，如谚语中“好心肠”，在这里心多是指大脑、思维活动而言；还有相思过甚则曰“相思肠断”，还有成语“肝肠寸断”意是伤心悲痛过度，似都是说“心与肠”的关联。已知在中医界做过此类研究的，有已故中医《黄帝内经》专家王洪图教授及其弟子们结合肠道为第二大脑学说用草果知母汤进行了抗癫痫等动物实验研究，都取得了良好的成绩。

占该文集篇幅最多的是《通下剂汇讲》，汇讲根据方剂功用的不同，分为解表通下、泻热通下、解毒通下、逐水通下，祛湿通下、祛痰通下、消积通下、活血通下、平肝通下、滋润通下、温阳通下、益气通下、驱虫通下、祛风通下等 14 类，凡 61 个方剂，较全面地讲述通下剂的临床应用及研究概况。

最后收载的实验研究，实验观察到防风通圣丸不仅能降血脂，更有意义的是观察到它的调脂作用，实验表明，防风通圣丸能明显降低高血脂大鼠血清胆固醇（$P<0.05$）和极低密度血清胆固醇（LDL－C，$P<0.05$）含量，明显升高高密度脂蛋白胆固醇（HDL－C，$P<0.05$）含量；对三酰甘油（TG）含量未见明显影响。众所周知，高脂血症是 AS 的重要危险因素，而 AS 易引发心脑血管疾病，因而防治形成心脑血管疾病的“始作俑者”以调整血脂尤为重要。还有防风通圣丸药味虽较多，但都取自草根树皮等植物及些许矿物药，价廉勿得，若能深入开发研究，联合攻关，可能是研制防治心脑血管疾病有前途的“祖剂”，也是一明智之举。对于润肠通便的“耄塞通”研究表明，它是在加强胃肠蠕动，增强肠肌张力的同时，还增加了粪便中的水分，使大便软化而易于排出，似也是阐明该方用于耄耋之年的老人气阴不足，津枯肠燥病机的现代药理学机制。

《补肾剂文集》

《补肾剂文集》也是与攻读硕士学位的十几位研究生互动所完成的一些实验报告。由于当时实验条件不足，设施过于简陋，经济困难，加之我们的学识和技能有限，多数实验是在兄弟单位的大力帮助下才得以完成，今分述如下。其中或许有一星半点的内容，可供来者参考，那我们也就喜出望外了。

一、龟龄集

龟龄集是山西中成药的名牌产品，历史悠久，文献记载是明、清两朝的御用圣药，深得清代乾隆皇帝的赞颂，后来流传于山西太谷县民间，原有三个处方配本，分别标为龟龄集誉字、远字、延字三种，新中国成立后曾多次合并、改组，1973年定名为“山西中药厂”，曾兴盛一时，后来由于亏损严重，于2003年全部股权以零价转让给东盛集团，与西安东盛集团重组更名为东盛集团山西广誉远国药有限公司，现由广誉远独家药厂生产制造，是我国现存采用升炼技术生产的少有品种。

1. 对肾上腺皮质的影响和保肝作用。首先用大剂量氢化可的松耗竭动物的肾上腺皮质，再喂以龟龄集，可使动物的死亡数显著减少，组织学观察未见肾上腺皮质球状带、束状带萎缩，生化指标维生素 C 含量显著减少，提示龟龄集有增强肾上腺皮质功能的作用；急性毒性实验未见明显毒性，对肝脏还有一定的保护作用。

2. 防治急性肝损伤。实验用 CCl_4 和 D - CalN 造成大鼠肝损伤后，测定其血清 MDA、SOD、GSH - px 含量，结果表明：龟龄集能降低血清中 MDA 值，并使降低了的 SOD 及 GSH - PX 值升高，组织学、组织化学及电镜观察表明，小剂量（0.25 克）组即能使 ATP 酶、琥珀酸脱氢酶活性显著增加，亦即有明显的保护肝细胞作用。

3. 抗衰老作用。既往的研究和文献报道，龟龄集有增强动物的免疫功能，促进性激素、肾上腺皮质激素和强心、抗疲劳等多方面的作用，我们也观察到，还有明显的抗脂质过氧化作用，这都有助于抗衰老。本实验采用老年小鼠作为实验动物，观察了龟龄集对老年小鼠血清 SOD、MDA、GSH - px 及其脑组织匀浆中神经递质去氧肾上腺（NE）、多巴胺（DA）的影响，结果表明：龟龄集两个剂量（0.125 克/千克、0.25 克/千克体重）均能提高 SOD 和 GSH - PX 含量，减少 MDA 含量，明显地增加 NE 和 DA 的含量。一般认为脑内 NE、DA 含量下降时脑功能衰退，本实验表明龟龄集有明显提高老龄小鼠脑内神经递质 NE 和 DA 的含量，提示具有抗衰老作用。

4. 抗实验性高胰岛素血症（HIS）及其对血脂与性激素的影响。实验动物用 Wister 雄性大鼠。造模采用注射大剂量胰岛素造成外源性高胰岛素血症，然后灌胃给予龟龄集（0.25 克/千克，0.05 克/千克），10 天后处死动物腹主动脉取血测定各项指标。

结果表明，龟龄集两个剂量组均可显著地降低血清胰岛素水平，提高胰岛素敏感性，同时降低血清 TG（甘油三酯）水平，提高 HLD－Ch 水平，使血清睾酮水平升高，E_2/T 比值降低。通过本实验雄辩地表明龟龄集不仅可能用于治疗糖尿病有效，而且还解释了调节血脂的部分机理，从而为龟龄集乃至同类的补肾方剂临床用于高脂血症、AS 和冠心病的治疗提供了实验室的依据。

二、来复汤

来复汤是清末民初的著名中医大家张锡纯的一张方剂，由山茱萸、生龙骨、生牡蛎、生杭芍、野台参、炙甘草等六味药组成，功能益气酸收、重镇安神，主治厥脱症，中医讲的“厥脱”大体与现代医学休克、虚脱相类似，基于此种认识，我们做了如下工作。

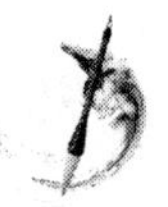

1. 来复汤抗心律失常的实验研究。
2. 来复汤药物配伍的正交法研究。
3. 来复汤抗失血性休克的实验研究。
4. 来复汤“救脱”作用的现代药理研究。
5. 来复汤对小鼠耐缺氧能力的影响。
6. 来复汤对大鼠离体心肌某些生理特性的影响。
7. 来复汤抗心肌缺血及耐缺氧作用的实验研究。
8. 来复汤抗大鼠离体心肌乳头肌收缩节律失常的效果。
9. 来复汤对在位兔心左室功能的影响。

通过上述这些实验，证明该方是一个有效的抗心律失常、强心、升高血压而抗休克的方剂，在临床上可能最适用于休克并伴有心律失常的患者。我们还通过正交设计证明，方中的主要药物——君药是山茱萸。观察表明，方剂配伍中，君药是方中起主要作用的，而且实验还表明，从现代药理学角度证实，用药剂量的改变是方剂功效的主要影响因素，它可能影响甚至改变方剂的功效。这也为方剂中君药剂量相对较大的理论，提供了实验根据。

三、四逆汤

四逆汤是经典《伤寒论》回阳救逆的代表方，药物仅用三味：附子、干姜、甘草，是研究中医经方和方剂配伍、化学及效用难得的方剂之一。本课题是国家中医药管理局资助的项目，也是本学科第一个获得国家资助的课题。本文采用薄层扫描、原子吸收等分析技术和药理学研究手段，对不同配伍四逆汤的3种有机成分——乌头碱、中乌头碱、次乌头碱等毒性成分，13种无机元素——Cu、Mn、Fe、Zn、K、Na、Ca、Mg、Ni、Cd、Cr、Pb、Se及抗失血性休克等进行了系统的研究，发现随甘草剂量增加，四逆汤中3种毒性成分乌头生物碱含量减少，干姜亦有与甘草类似的作用，但效力次之。药理实验表明，不同配伍对失血性休克家兔血压的影响有相当差异。即姜草用量最小的组方，其效果最好，而且在血压维持高水平的时间上也优于姜、草用量大的配方，因此临床上用于抗休克，四逆汤的配伍是姜草用量不宜大，而附子的用量不宜小。晚近，随着生命元素研究的活跃，对方剂中的无机元素也倍受重视，在四逆汤中我们测得13种无机元素，综合分析表明，不同配伍的四逆汤，在其煎液中无机元素绝对量没有明显影响，也未见因配伍不同有明显增减变化规律；各元素平均煎出率仅为3.88%，因此，试图通过配伍变化来调节无机元素的增减，进而发挥治疗作用的图谋值得商榷。本课题共发表论文 6 篇。

四、六味地黄汤

六味地黄汤是《金匮要略》肾气丸的减味方，首见于宋代的《小儿药证直诀》，用于治疗小儿“五迟”“五软”的“囟开不合”等，大体与现代的“缺钙”、佝偻病相类。据此我们开展了六味地黄汤对骨质疏松的探讨，实验用雌性 Wister 大鼠，去势法造模后治疗组灌服六味地黄汤，连续给药 90 天后，进行杀检和各种测定。结果表明：六味地黄汤能减少尿钙、尿羟脯胺酸的排泄，提高血清骨钙素含量，增加股骨骨矿物质及骨中钙、磷含量，减少破骨细胞数，并能使子宫、脾脏、胸腺增重。提示该方能拮抗骨质丢失，抑制骨吸收，促进骨形成而防治骨质疏松。同时还观察到六味地黄汤有雌激素样作用，使子宫、脾脏、胸腺增重，而改善免疫功能和体内内分泌环境，这些也有助于骨质疏松的防治。进而我们又剖取造型动物及正常动物和给药动物的股骨进行生物力学特征的测定。具体包括右侧股骨湿重、体积、干重、去脂干重、灰重及骨钙、骨磷含量；用三点弯曲试验测左侧股骨生物力学指标（跨距 L = 20 毫米加载速度为 2 毫米/分钟）。结果表明六味地黄汤能改善大鼠骨生物力学特征，增加骨中钙、磷贮积，提高骨骼负载能力及抗外力冲击能力，预防骨折的发生。自拟方补肾坚骨剂的名称，即由此而来。

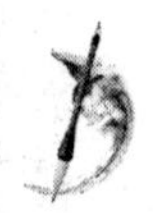

五、其他

1. 补肾方剂的胚胎发育药理学研究。

胎儿宫内发育迟缓（IUGR）即营养不良综合征，是围产医学中死亡率和发病率都较高的产科合并症。但临床上尚无良法可施，故另辟蹊径防治 IUGR，从中医药学寻觅救治方法，便落到了我们中医药人的肩上。在中医学中与其相似的“胎萎不长”“肾为先天之本，肾主生殖发育”和“补母益子”等理论，可能是大有用场的。我们根据这些记载和实践经验，进行了实验研究，实验以饥饿法复制了小鼠的 IUGR 动物模型，观察了不同补肾剂对小鼠胎仔宫内发育过程中的不同影响。结果表明：补肾剂能够增加孕期母鼠、胎鼠和胎盘重量，并可增加出生后子代小鼠的体重和体力；提高胎肝组织中胱胺酸和蛋胺酸的含量；降低孕鼠血清的 LDH 活性；改善孕鼠血气值；调节酸碱平衡，维持内环境稳定。凡此说明补肾剂不仅有益于母体，而且也有益于胚胎发育，初步阐明了补肾方剂对 IUGR 的防治可能性和机理，同时也为中医“补母益子”和“肾主生殖发育，肾为先天之本”提供了一些实验依据。

2. 补肾剂治疗老年性痴呆的基础研究——龟鹿二仙胶的研究。

随着人类的进步、生活的改善，人的寿命得到明显延长。在我国新中国成立后人民生活、卫生保健显著的改善，今天国人的平均寿命延长至接近 80 岁，特别是改革开放以来，随着生活水平的进一步提高，寿命的延长，老龄社会提前到来，代谢性疾病、老年病，特别是老年性痴呆发病率甚高，当时我们检索文献 78 篇，得知 90 年代在我国 70 岁老人的绝对数已高居世界之首，因此对该病防治是一个严重的医学和社会问题。基于此我们根据中医药学理论，即肾藏精、生髓，髓聚于脑的理论结合临床症候，选用补肾填精的龟鹿二仙胶进行本项研究，选用小鼠及大鼠，用东莨菪碱、40% 乙醇、$AlCl_3$ 和D－氨基半乳糖等多种造模方法、多项病理、生化指标进行实验观察。结果表明，龟鹿二仙胶用药后，动物的学习与记忆功能获得明显改善，同时老龄鼠脑内 NE 和 DA、SOD、cAMP 均增高，LPO 降低，与对照组有明显差异。并发现可升高老龄鼠血浆睾酮含量，降低 E_2/T 比值；该方对急性脑缺血缺氧动物有明显的保护作用，能减少脑组织的缺血性损伤，并能提高脑组织中 SOD 活力，提高清除脑组织自由基的能力，似乎可以认为是该方药从多个方面直接或间接地提高了实验动物的学习、记忆能力，以防治老年性痴呆。

3. 小续命汤及其减味方对血流变和血小板的影响。

小续命汤出自唐代孙思邈的《备急千金要方》，是中医临床上治疗“中风”的名方，尤其是唐宋以前，大凡患中风（卒中）者，均以此方为首选。唐宋以后，才有了“外风”与“内风”的不同认识，并以此方多用风药而成为治外风的名方。随着时间的推移，更多强调中风多是血瘀或痰瘀为患，用方多选用活血祛瘀或消痰通络治之。然而实践表明，阳虚体弱者外风可以引动内风、内外相煽而发病，且该方中的温阳益气药更有助于因虚寒而痹阻经络的内风之治疗，因此该方仍然有其用武之地。晚近，中西合璧的研究，对中风病又有了新的认识，即分为缺血性中风和出血性中风，活血化瘀药治疗缺血性中风得到肯定，但祛风药为主要组成的小续命汤也同样有良好的疗效。这提示我们它的作用机理可能有所不同，现代研究证明：AS 是中风发生的基本病理因素，而 AS 又是基于血流变的问题，那么以大量辛温散风药是否也具有与活血化瘀药相类似的药理作用，基于这一构想，我们用家兔、大鼠、鹌鹑、小鼠等多种动物，用体内、体外实验，电镜观察等多种手段研究了小续命汤对血流变、血小板、血脂的影响，结果表明，该方及减赤芍、川芎方有完全相同的作用，即改善血液流变性，抑制红细胞及血小板焦聚，使血液黏稠度降低、血流动力加快、改善了血液循环，并在电镜下观察到该方能使血小板对 ADP 反应性降低，改善由 ADP 造成的血小板形态异常，这些实验结果可能就是小续命汤治疗中风的现代药理学基础。由此可见以祛风药为主组成的祛风剂和以活血化瘀药的组方有着惊人的异曲同工之妙，因而同样能够治疗缺血性中风也就是顺理成章了。还有在鹌鹑和大鼠、小鼠的降血脂实验中看到，小续命汤原方能明显地降血脂，并且有明显的调脂和抗 AS 的作用，这又从另一个角度给小续命汤救治中风提供了现代药理学的实验依据。值得提出并讨论的一个问题，就是该方除了温阳祛风药外，还有川芎、赤芍两个活血化瘀药，是否这两味药影响着全方功能？我们在与原方相同的实验条件下，进一步观察了减味方——即原方去川芎、赤芍的药理效应，结果表明小续命汤减味方活血祛瘀作用未见减弱，甚至表现出强于原方的趋势，这表明该方的活血化瘀作用不是由赤芍、川芎决定该方重要作用的药物，可见祛风方药在一定条件下同样可以达到活血化瘀的目的。当然，因为方剂是多味药配伍的作用，机制复杂，尚需做的工作还很多。但它可以提醒我们从多个方面考查研究、探讨方剂的作用机制是可行的。

附篇

医文目录

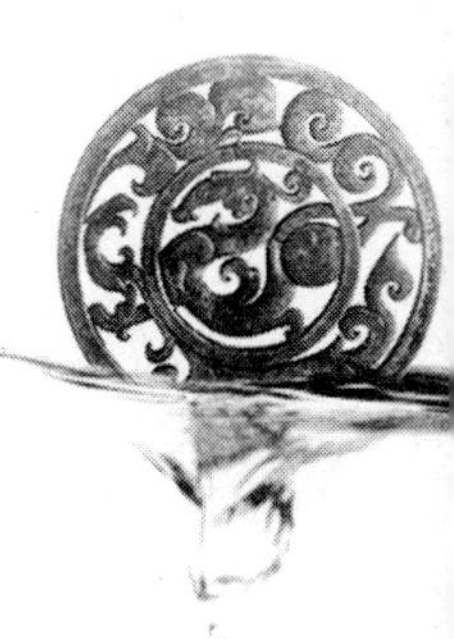

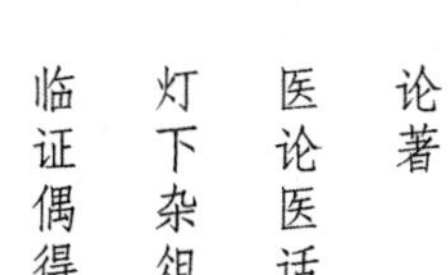

论著

医论医话

灯下杂俎

临证偶得

……

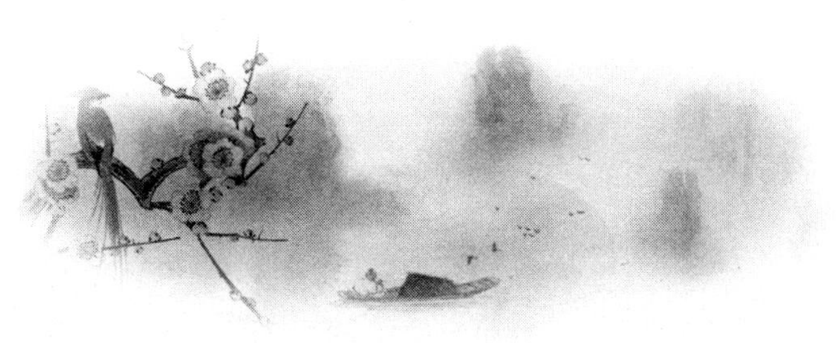

一、论著

1. 著作(主编、参编及整理老师的著作)

[1]《中医方药手册》 王世民 山西人民出版社 1970年第1版

[2]《中药方剂文献简介》(附《日本东洋医学会志目录索引》通卷1~80号日文) 王世民编著 山西省中医研究所内部资料 1973年

[3]《中药研究文献摘要》 刘寿山主编,王世民参编 科学出版社 1979年

[4]《方剂研究文献摘要》 李飞主编,王世民参编 江苏科学技术出版社 1981年

[5]《医药丛谈》 谢海洲著 王世民,王俐芳整理 中医古籍出版社 1990年

[6]《中药新用手册》 王世民等编著 山西科学技术出版社 1992年

[7]《局方别裁》——《太平惠民和剂局方》改编本 王世民、韩仲成改编 天津科技翻译出版公司 1992年第1版

[8]《微量元素与中医药》 曹治权主编,王世民参编 中国中医药出版社 1993年

[9]《生命元素与药物应用研究》 蔡载熙等主编,王世民参编 中国中医药出版社 1995年

[10]《妇科金针》(明) 秦景明集 孙华士补缺 王世民 王永吉校订 山西高校联合出版社 1996年

[11]《中华本草》 国家中医药管理局《中华本草》编委会,王世民参编 上海科学技术出版社 1999年

[12]《谢海洲临床经验辑要》 谢海洲著 王世民、王红梅整理 中国医药科技出版社 2001年

[13]《谢海州医学文集》 谢海洲著,王世民、洪文旭整理 中医古籍出版社 2004年

[14]《局方别裁》——《太平惠民和剂局方》改编本 王世民、韩仲成改编 中国中医药出版社 2013年第2版

[15]《印会河抓主证方解读》 侯振民、王世民主编 中国中医药出版社 2013年

[16]《白清佐临床经验辑要》 李长普、陈重光整理,王世民点校 科学出版社 2013年

[17]《实用中医方药手册》 王世民 科学出版社 2016年第4版

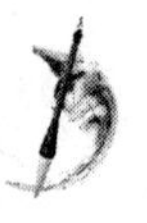

2. 实验研究报告

[1]山西党参的实验研究 王世民整理 《山西医药》1973年

[2]龟龄集的药理研究 王世民、李祖贵、高俊德、雷小平、张建英、马紫亮 《中成药研究》 1982年

[3]香棒虫草的研究初报——香棒虫草与冬虫夏草化学成分的比较研究 郭跃伟、王世民、高俊德、赵玉珍、马晓凤、庄希、程忻生、刘建华 《中药通报》 1985年

[4]不同种党参中皂甙类含量的比较研究 王世民、杨勇《中医研究通讯》1986年

[5]杜仲不同炮制品的药效比较 李巨宝、李荣宸、王世民、杨勇 《中药材》 1986年

[6]两种合欢花药物作用的比较研究 王世民、杨勇、侯竹青、杨燕飞《中医研究通讯》 1986年

[7]党参中微量元素的研究　王世民、杨勇《中草药》1987年

[8]党参中氨基酸成分含量比较　杨勇、王世民　《中草药》　1988年

[9]龟龄集与定坤丹对女性的作用　赵作伟、樊先瑞、王世民　《山西中医》　1988年

[10]九种补阳药微量元素的比较分析及机理探讨　刘亚明、王世民　《山西中医》　1988年

[11]中药标准参考物质党参的研制与分析方法　蔡载熙、王世民、王美玲、曹治权等　《天津市标准局》　1989年

[12]党参的研究概况　王世民、杨勇　《山西中医》1989年

[13]龟龄集抗肝损伤作用与临床应用的研究　刘亚明、王世民、杨文珍、裴妙荣、曹月英、郭万全 山西省中医研究所编印 1989年

[14]防风通圣丸降胆固醇作用的实验研究初报　王世民、杨勇、武玉鹏、贾珍　《中药药理与临床》　1989年

[15]六种参类补益中药微量元素含量的比较　王世民、杨勇　《微量元素》　1989年

[16]野生党参与家种党参化学成分的比较　王世民、杨勇、张生华　《山西中医》　1990年

[17]玉屏风散对小白鼠细胞免疫功能的影响　周然、王世民、张生华　《中药药理与临床》　1990年

[18]生、炒决明子蒽醌含量比较　裴妙荣、贾宏伟、王世民《中国中药杂志》　1990年

[19]骨质增生膏中淫羊藿甙透皮吸收的初步实验研究

裴妙荣、武玉鹏、王世民 《中成药》 1990 年

[20]台党参与潞党参若干性状差异的研究 白效令、倪娜、杨槐俊、杨又华、王世民 《华北农学报》 1991 年

[21]玉屏风散对小白鼠细胞免疫功能的影响 周然、王世民、武玉鹏、张生华、贾力莉 《中药药理与临床》 1991 年

[22]益元回春丹的强壮作用 王世民、刘亚明、杨勇、周然、贾力莉、武玉鹏 《中药药理与临床》 1992 年

[23]不同生长期党参微量元素测定 王世民、裴妙荣、廖晖、杨文珍 《江西医学院学报》 1993 年

[24]地膜覆盖对决明子产量和质量的影响 李昌爱、裴妙荣、王世民、张秀英、郑仙蓉 《中国中药杂志》 1993 年

[25]薄层扫描法对四逆汤配伍作用的化学分析 裴妙荣、梁秀如、廖晖、杨文珍、王世民 《中成药》 1993 年

[26]蛇床子延缓衰老的药理学研究 王彬、王宏珉、廖晖、王世民(指导) 《中药药理与临床》 1994 年

[27]耄塞通的药效学实验研究 刘光珍、牛天福、侯振民、闫润红、王世民 《中医药研究》 1994 年

[28]乌头碱在硅胶薄层色谱分析中 Rf 值与饱和时间关系的探讨 裴妙荣、徐丽萍、王世民 《药物分析杂志》 1994 年

[29]薄层扫描法对“四逆汤”中乌头生物碱煎煮误差的考察 裴妙荣、杨文珍、廖晖、王世民 《中医药研究》 1994 年

[30]四逆汤不同配伍对失血性休克家兔血压的影响 闫润红、裴妙荣、杨文珍、王世民 《山西中医学院学报》 1994 年

[31]不同配伍四逆汤的无机元素分析 裴妙荣、王世民、廖辉、杨文珍 《中国中药杂志》 1994 年

[32]补肾坚骨剂治疗骨质疏松症的实验研究 韩旭华、王

世民、张乃钲 《骨质疏松研究与防治》化学工业出版社 1994年

[33]来复汤对大鼠离体心脏乳头肌肌力效应的影响 闫润红、任晋斌、王世民、王玉良 《中国中西医结合杂志》 1995年

[34]来复汤抗心律失常的实验研究 任晋斌、闫润红、王世民、王玉良 《中国医药学报》 1995年

[35]来复汤对在位兔心左室功能的影响 闫润红、王世民、任晋斌、王玉良 《辽宁中医杂志》 1995年

[36]来复汤对小鼠耐缺氧能力的影响 闫润红、王世民、任晋斌 《山西医药杂志》 1995年

[37]来复汤药物配伍的正交法研究 闫润红、任晋斌、王世民 《中国中西医结合杂志》 1996年

[38]四逆汤中甘草对附子解毒作用的相关性分析 裴妙荣、王世民、李晶 《中国中药杂志》 1996年

[39]四逆汤配伍作用的化学及药效学研究 裴妙荣、闫润红、廖晖、杨文珍、王世民 《中药药理与临床》 1996年

[40]小续命汤对大鼠高脂血症的影响 关建红、王世民、杨文珍 《中药药理与临床》 1996年

[41]小续命汤降脂作用初探 关建红、王世民 《山西医药杂志》 1996年

[42]骨刺回缩搽剂抗炎作用实验研究 裴妙荣、杨文珍、闫润红、王世民、孙根凤 《中医药研究》 1996年

[43]来复汤抗失血性休克的实验研究 闫润红、任晋斌、王世民 《中国中西医结合杂志》 1996年

[44]风湿痛宁药酒制备工艺研究 裴妙荣、王世民、闫润

红、韩旭华、杨文珍 《中医药学报》 1996 年

[45]滋阴回生丸止咳抗炎作用试验 裴妙荣、朴晋华、王明军、杨文珍、王世民、焦安国、滑东方 《中药药理与临床》 1996 年

[46]来复汤“救脱”作用的现代药理研究 闫润红、任晋斌、王世民 《中药药理与临床》 1997 年

[47]来复汤抗心肌缺血及耐缺氧作用的实验研究 闫润红、任晋斌、杨文珍、王世民 《中国中西医结合杂志》 1998 年

[48]来复汤对大鼠离体心肌某些生理特性的影响 任晋斌、闫润红、王世民 《中药药理与临床》 1998 年

[49]老鹳草孕激素样作用的实验观察 闫润红、杨文珍、王世民 《中药药理与临床》 1998 年

[50]不同黄芪剂量的补阳还五汤对“气虚血瘀”家兔血黏度的影响 闫润红、王世民、严志芳 《中药药理与临床》 1999 年

[51]回生灵对大鼠棉球肉芽肿及小鼠免疫功能的影响 闫润红、杨文珍、关建红、王世民 《山西中医学院学报》 1999 年

[52]维甲酸对大白鼠骨代谢影响的实验研究 韩旭华、王世民、杨文珍 《山西中医学院学报》 2000 年

[53]耄塞通治疗便秘的药效学及急性毒性观察 闫润红、刘光珍、王世民 《山西中医》 2000 年

[54]腐敏霜对豚鼠烫伤皮肤的治疗作用 万山、刘炳辰、王晓枫、王世民、赵爱霞、岳秀梅 《山西临床医药》 2000 年

[55]济元胶囊的免疫药理学研究 武玉鹏、杨艳华、冯玛莉、周然、顿颖、王世民 《中药药理与临床》 2000 年

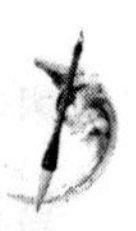

[56]逍遥丸对心因性应急反应调节作用的药理学研究 冯前进、冯玛莉、顿颖、武玉鹏、王世民 《第五次全国中西医结合实验医学学术研讨会论文集》 2001 年

[57]补肾方药防治胎儿宫内发育迟缓的实验研究 刘光珍、肖红霞、王世民 《第五次全国中西医结合实验医学学术研讨会论文集》 2001 年

[58]六味地黄汤防治大鼠去势后骨质疏松症的研究 韩旭华、王世民、杨文珍、张乃钲 《中药药理与临床》 2001 年

[59]龟龄集对实验性高胰岛素血症的影响 王红梅、王世民 《中药药理与临床》 2001 年

[60]龟龄集防治大鼠急性肝损伤的实验研究及机理探讨 刘亚明、冯前进、牛欣、王世民、曹月英 《中华中医药杂志》 2002 年

[61]六味地黄汤对骨质疏松大鼠骨生物力学特性及钙磷含量的影响 韩旭华、王世民、张乃钲 《中药药理与临床》 2002 年

[62]山西省太原地区健康老年人常量及微量元素水平研究 孙建成、张化仁、黄文传、王世民、侯振民 《微量元素》 2002 年

[63]活力隆胶囊抗衰老作用的实验研究 王茹、魏景非、王亚丽、王世民 《中成药》 2003 年

[64]防风通圣丸降血脂作用的实验研究 武玉鹏、冯玛莉、贾力莉、牛艳艳、李培毅、王世民 《山西中医》 2006 年

[65]防风通圣丸调脂作用的实验研究 张朔生、王世民 《吉林中医药》 2009 年

[66]紫菀通便利尿作用研究 贾志新、王世民、冯五金、王

永辉、支开叶、宫乐 《中药药理与临床》 2012 年

[67]杏树皮解救苦杏仁中毒的作用不可靠 郭吟龙、王世民 未发表

[68]甘麦大枣汤对CC14所致肝损伤保护作用的实验研究 孙建民、王世民 未发表

3. 译文

[1]白虎加人参汤治疗糖尿病的实验研究 木村正康,王世民节译,黄启助、谢海洲校 《中西医结合研究资料》 1974 年

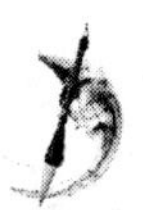

[2]关于配有麻黄之中医方剂的生理作用的研究 后藤实等,王世民摘译,贾得道校 《中西医结合研究资料》 1975 年

[3]生物学避孕法 长谷川敏雄著 王世民译,谢海洲校 《中西医结合研究资料》 1975 年

[4]关于投予母体甘草甜索(Glycyrrhizine)以预防新生儿溶血的研究 北尾学等著,王世民摘译,贾得道校 《中西医结合研究资料》 1975 年

[5]柴胡鉴定的一种新方法及其应用 名槭规朗等 王世民节译,张雪吾校 《中西医结合研究资料》 1976 年

[6]东方药物的药理学研究 高木敬次郎,王世民译,贾得道、刘施林校 《山西医药杂志》 1976 年

[7]焦油剂的成份研究——关于蛋黄油及干馏焦油中的抗真菌性物质 辻邦郎、全田浩、小菅卓夫,王世民摘译,贾得道校 《中西医结合研究资料》 1977 年

[8]中药成分的研究 柴田承二,王世民译,张雪吾、谢海洲校 《中西医结合研究资料》 1978 年

[9]用实验药理学方法进行方剂研究的尝试 木村正康

王世民译，贾得道、罗宽校 《中西医结合研究资料》 1978年

[10]柴胡桂枝汤的神经药理学研究 王世民节译，贾得道校 《中西医结合研究资料》 1978年

[11]中国医药学在日本的概况 谢海洲、王世民编译 《山西医药杂志》 1979年

[12]关于中药提取剂有效性的研究——八味地黄丸干浸膏和八味地黄丸散剂的比较 王世民摘译，马宁启校 《中西医结合研究资料》 1979年

[13]柴胡桂枝汤煎剂和提取剂中的柴胡皂甙、黄芩甙、桂皮醛及桂皮酸的含量 赤堀昭等，王世民摘译 《中西医结合研究资料》 1979年

[14]动物性生药质量的研究——蟾蜍及含有蟾酥的制剂中之 Bufadionolide 的定量 久保喜一等，王世民摘译，高俊德校 《中西医结合研究资料》 1979年

[15]焦油剂的成分研究 乌越泰义等，王世民摘译 《中西医结合研究资料》 1979年

[16]焦油剂的成分研究——关于蛋黄油中的抗菌性物质之二 王世民译 《中西医结合研究资料》 1979年

[17]紫云膏之药学研究——关于紫云膏的抗菌性 田中康雄、小谷功等 王世民摘译，贾得道校 《中西医结合研究资料》 1979年

[18]用 CM – Sephadex 作小檗硷类生物硷的定量——方剂中小檗硷的定量 泽田德之助，王世民摘译，贾得道校 《中西医结合研究资料》 1979年

[19]中西医治疗心脏病的比较探讨——24小时心电图连续记录装置的应用 山本广史，王世民摘译，贾得道校 《中西

医结合研究资料》 1979 年

[20]柴胡桂枝汤的神经药理学研究——煎剂及提取剂中抗致痉作用有效成分之含量　菅谷爱子，王世民摘译、徐庆云校《中西医结合研究资料》 1980 年

[21]中药制剂“救命丸”对小动物的毒性实验　柴田丸等，王世民摘译，贾得道校　《山西医药杂志》 1980 年

[22]人参不同部位的皂甙组成及含量　豁忠人等　王世民节译，马宁启校，贾得道审校　《国外药学·植物药分册》 1981 年

[23]人参加工方法的探讨　豁忠人等，王世民译，马宁启校，贾得道审校　《国外药学·植物药分册》 1981 年

[24]甘草甜素对可的松作用的抑制效应　上野广司等，冯前进节译，王世民校　《中西医结合研究资料》 1982 年

[25]蘘荷(Zingibermioga)药理学研究——水提取剂的药理作用　玲木幸子等，白小丁摘译，王世民校　《中西医结合研究资料》 1982 年

[26]蘘荷(Zingjibermioga)药理学研究——水提取剂的中枢作用　玲木幸子等，白小丁摘译，王世民校　《中西医结合研究资料》 1982 年

[27]白芷成分的研究　藤原英俊、横井利夫等，冯前进译，王世民校　《中西医结合研究资料》1983 年

[28]苏叶的药理学研究——水溶性提取物及脱氢苏叶醛(Ferillaldehyde)对神经系统的作用　曾谷爱予，扆志德译，王世民校　《中西药结合研究资料》 1983 年

[29]升麻的药理学研究——升麻根的中枢抑制作用及镇痉作用　柴田丸等　冯前进节译，王世民校　《中西医结合研究

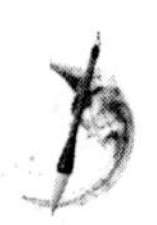

资料》 1984 年

[30]分流控制在中医学上的应用 王本正著,史国富译、扆志德、王世民校 《中西医结合研究资料》1984 年

[31]山茱萸抗糖尿病活性成分的研究 山原條二,壬生宽之等 冯前进摘译,王世民审校 《中西医结合研究资料》1984 年

[32]汉方制剂中芍药素的定量 斋藤雄二,扆志德译,王世民校 《中医药研究通讯》 1985 年

[33]6 个中医汤剂中黄芩甙及柴胡皂甙的浓度与牡蛎之关系 王世民译 未发表

[34]柴胡桂枝汤的神经药理学研究——对神经纤维的麻醉作用 菅谷爱子,王世民摘译、徐庆云校 未发表

[35]野生党参与栽培党参化学成分的比较研究(中译日) 米丽娜、王世民、杨勇 未发表

二、医论医话

1. 方剂学

[1]中医方剂研究之我见 王世民 《中西医结合研究资料》 1978 年

[2]方剂研究综述 王世民 《中西医结合研究资料》1978 年

[3]中医方剂配伍研究中值得注意的两个问题 王世民 《中药药理与临床》 1988 年

[4]中医实验方剂学刍议 王世民、裴妙荣、闫润红、韩旭华、刘光珍、周然、杨勇、任晋斌、孙建民 《中国实验方剂学杂志》 1997 年

[5]中西药配伍组方开发中成药的思考 王世民 《药品

评论》 2004年

[6]邯郸学步不可为,他山之石能攻玉——中医方剂学实验研究中的一些思考　王世民　《中国中医药报》 2005年

[7]中医方剂学研究中值得注意的几个问题　王世民　《山西中医学院学报》 2006年

[8]“酸碱对药”在方剂中的配伍化学研究新思路　裴妙荣、王世民、张淑蓉、裴香萍、段秀俊、宣春生、李香兰、王仲英　《中国中医药科技》 2007年

[9]外科良方“九一丹”的出典及药物组成小考　王世民、杨帆、王永吉　《山西中医学院学报》 2008年

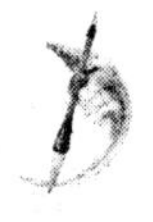

[10]医方药性别解　王世民　《山西中医》 2013年

[11]中药剂型的研究(文献综述) 王世民　内部资料

[12]中药方剂研究中的文献考察　王世民　未发表

2. 中药学

[1]中药党参的研究概况　王世民、杨勇　《中西医结合研究资料》 1984年

[2]中药归经学说浅谈　王世民、杨勇　《山西中医》 1985年

[3]中医临床研究中的若干药学问题　王世民　《中西医结合杂志》 1986年

[4]试论中药的固有作用、次生作用和配伍作用　王世民、杨勇　《中药药理与临床》 1989年

[5]全国第一届党参研究学术讨论会会议记要　王世民　《中药药理与临床》 1990年

[6]上党人参——党参古今考辨　王世民、杨勇、王宏珉　《山西中医》 1991年

[7]关于中药中毒的思考　王世民　《山西中医》　2004 年

[8]党参出典小考　王世民　《山西中医》　2005 年

[9]再议中药的固有作用、次生作用和配伍作用及其毒性问题　王世民　《山西中医学院学报》　2006 年

[10]小议生药、药材和饮片　王世民、段秀俊、裴妙浆　《山西中医》　2006 年

[11]工欲善其事,必先利其器——关于中医临床治疗中的某些药学问题　王世民　2006 年 12 月在山西省中医药学术年会上报告

[12]医师知药事,良医之需也　王世民、颜雪琴　《世界中西医结合杂志》　2007 年

[13]对于中药"十八反"——"株连"现象的思考　王世民、王永吉　《世界中西医结合杂志》　2007 年

[16]《伤寒论》部分药物的古今演变　王永吉、颜雪琴、王世民　《山西中医》　2009 年

[14]关于《小儿药证直诀》方剂中有毒矿物药的思考　王永吉、王世民　《世界中西医结合杂志》　2008 年

[15]石膏的外用方法　王世民　《山西中医学院学报》　2008 年

[17]中药的前利后害说　王世民　《山西中医》　2012 年

3. 散论

[1]"汤头"和药物　王世民　《健康报》　1963 年

[2]略谈紫苏梗的混用问题　张燚、王世民　《药学通报》　1979 年

[3]《傅青主男科》考述　王世民　《傅山学术讨论会医学研究论文辑》(山西省卫生厅)　1984 年

[4]通下法——却病延年之道　王世民、杨勇　《山西中医》 1989 年

[5]《本草纲目》中有关实验药理学的一些记述　王世民、张生华、刘娟　《中药药理与临床》 1996 年

[6]太极图揭秘:太极图与生理系统中的定态、振荡和混沌　冯前进、牛欣、刘亚明、王世民　《山西中医学院学报》 2002 年

[7]《本草备要》和《增订本草备要》小考　王世民　《山西中医》 2006 年

[8]小议"药食同源"与"神农尝百草"　王世民、梁晓崴、穆志明、刘燕桥　《山西中医》 2011 年

[9]中医现代教育模式论　王世民　《山西中医学院学报》 2012 年

[10]狂犬病小议　王世民　《山西中医》 2012 年

4. 医话

[1]侍师医话　王世民　《山西医学杂志》 1964 年

[2]侍师襄诊漫笔(待续)——处方的书写(秦伯未)炭药的妙用(祝谌予)　王世民　《山西中医》 2006 年

[3]侍师襄诊漫笔(续 1)——医应识药(谢海洲)　王世民　《山西中医》 2006 年

[4]侍师襄诊漫笔(续 2)——定痛良药冰片(任应秋)抗感染良药鱼腥草、山豆根(印会河)　王世民　《山西中医》 2007 年

[5]侍师襄诊漫笔(续 3)——厚朴功效之争议(方鸣谦)、功多用广的大枣(高永江)、降糖对药(祝谌予)　王世民　《山西中医》 2007 年

[6]侍师襄诊漫笔(续 4)——石膏之药性及应用(孔嗣

伯)、细辛之妙用(陆石如)、利水消肿的葫芦瓢(吴兆祥)　王世民　《山西中医》　2008年

[7]侍师襄诊漫笔(续5)——“虎狼之品”附子(白清佐)　王世民　《山西中医》　2008年

[8]侍师襄诊漫笔(续6)——治带下用无名异、温肾助阳服硫磺、镇静安神配磁石(白清佐)　王世民　《山西中医》　2008年

[9]侍师襄诊漫笔(续7)——合欢花与合欢皮、仙鹤草赛人参、地龙功用多(谢海洲)　王世民　《山西中医》　2008年

[10]侍师襄诊漫笔(续8)——胃病良方爽胃饮(宋向元)、肝寒头痛用吴茱萸(胡希恕)、善治老痰的礞石滚痰丸(谢海洲)　王世民　《山西中医》　2008年

[11]侍师襄诊漫笔(续9)——马蛇子能治痫症、虎狼之药马钱子与雷公藤(谢海洲)　王世民　《山西中医》　2008年

[12]侍师襄诊漫笔(续完)——治疗良性前列腺增生的药物(印会河、谢海洲)、桑叶与仙鹤草治汗出(谢海洲)　王世民　《山西中医》　2009年

[13]师友零金碎玉录(待续)　王世民　《山西中医》　2011年

[14]师友零金碎玉录(续1)　王世民　《山西中医》　2011年

[15]师友零金碎玉录(续2)　王世民　《山西中医》　2011年

[16]师友零金碎玉录(续3)　王世民　《山西中医》　2011年

[17]师友零金碎玉录(续4)　王世民　《山西中医》

2011 年

[18]师友零金碎玉录(续5)　王世民　《山西中医》2012 年

三、灯下杂俎

1. 师友往来

(1)书评

[1]读《临床常用中药手册》　王世民　《健康报》1964 年

[2]喜读李士懋、田淑霄新著《相濡医籍》　王世民　《中国中医药报》　2005 年

[3]喜读三版《施今墨对药》　王世民　《中国中医药报》2005 年

[4]对《中华人民共和国药典》(2005 年版 1 部)"成方及单味制剂"之管见　王世民、段秀俊、裴妙荣　《中国中医药报》2006 年

[5]发岐黄之秘,融今人之新的《吕景山对穴》　王世民　《中国中医药报》　2007 年

[6]喜读中西合璧的《脑病心悟》　王世民　《山西中医》2011 年

[7]实用新颖的《最新中药材真伪图鉴》　王世民　《山西中医》　2013 年

(2)序跋

[1]《家庭保健推拿按摩》序　王世民　山西高校联合出版社　1994 年

[2]《医学经纬》序　王世民　山西科学技术出版社

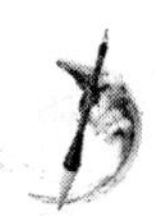

1996 年

[3]《郭信医学精粹》序　王世民　山西科学技术出版社 2000 年

[4]《临证治验会要》序　王世民　人民卫生出版社　2007 年

[5]《方药临证技巧 70 例》序　吕景山、王世民　人民卫生出版社　2007 年

[6]《平遥县名老中医论文经验汇编》序　王世民、吕景山、侯振民　平遥县中医药学会编印　2012 年

[7]《随印会河侍诊记》序　王世民　中国中医药出版社 2012 年

[8]《高学圣临证经验辑要》序　王世民　科学出版社 2013 年

[9]《杏林求索》序　王世民　中国中医药出版社　2013 年

[10]《施今墨对药》跋　王世民　人民军医出版社出版 2005 年

[11]《谢海洲用药心悟》跋　王世民　人民卫生出版社 2006 年

(3)怀念

[1]白清佐先生的学术思想及临证经验介绍　王世民、陈重光、郭万全　《北京中医杂志》　1985 年

[2]我的老师谢海洲先生　王世民　《山西中医》　2000 年

[3]慈祥可敬的孙华士老师　王世民　《山西中医》　2001 年

[4]思念刘寿山老师　王世民　《山西中医》　2002 年

[5]祝谌予老师，我们永远怀念您　王世民　《山西中医》 2004 年

[6]怀念祝老　王世民　《中国中医药报》　2004 年

[7]良师益友贾得道　王世民　《山西日报》 2005 年

[8]缅怀良师益友贾得道先生　王世民　《山西中医》 2005 年

[9]缅怀恩师白清佐先生　王世民　《山西中医》 2007 年

[10]追怀《中药研究文献摘要》刘寿山先生　王世民　《山西中医学院学报》 2009 年

[11]轸怀师兄朱进忠　王世民　《山西中医》 2009 年

2. 座谈与讲座

[1]中医基础知识讲座——通下剂汇讲　王世民　《山西医药杂志》 1981 年

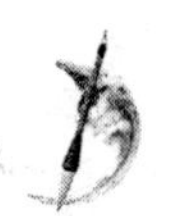

[2]中医知识问答——方剂部分　王世民　《山西医药杂志》 1983 年

[3]发展中医药微量元素研究,促进祖国医药学的发展——在全国中医药微量元素研究协作组、中药微量元素研究工作会议笔谈会之发言　王世民　《山西中医》 1987 年

[4]谈论汾州核桃药用和食用价值——参加国家地理标志保护产品汾州核桃新闻发布会的发言　王世民　《汾州核桃产业发展论坛》 中共汾阳市委、汾阳市人民政府编印　2009 年

[5]杏林春暖话发展——在山西省中医管理局召开的"中医药现代化座谈会"发言摘要　王世民　《山西中医》 2003 年

3. 科普知识

[1]学习中医"命门"后的体会　王世民　《中医研究通讯》 1963 年

[2]中医药避孕简介　王世民　《中医研究通讯》 1963 年

[3]要长生,日日通　王世民　《中国保健营养》 1994 年

[4]九种地黄丸,您选哪一种　王世民　《太原晚报》

2004 年

[5]中药也有副作用　王世民　《太原晚报》 2004 年

[6]正是药膳食进补时　王世民　《太原晚报》 2005 年

[7]正月里　喝黄酒　王世民　《太原晚报》 2005 年

[8]龟龄集不只是“性药”　王世民　《太原晚报》 2005 年

[9]美味可口的健康食品——菊粉　魔芋　王世民　《健康向导》 2011 年

四、临证偶得

[1]关于苏子降气汤加减运用　刘渡舟、王世民、朱进忠　《中医杂志》 1964 年

[2]藿香正气散治验三例　王世民　《中西医结合研究资料》 1976 年

[3]溃疡病临证一得　王世民　《中西医结合研究资料》 1977 年

[4]通下剂在胃肠病治疗中的应用　王世民　《中医药研究》 1985 年

[5]关于方剂辨证的一些思考　王世民、王永吉、郭晓峰、王红梅　《山西中医》 2002 年

[6]肝病中常用的五个经方汇讲　王世民　未发表

五、青史留名

[1]揭开中医治病的奥秘——记著名中医专家、我国“实验方剂学”创始人王世民　冥怀、王荣　《中国中医药报》 1990 年

[2]开拓实验方剂学的中医药学家王世民　王红梅、施怀

生、王永吉 《中国名老中医药专家学术经验集》 贵州科学技术出版社 1999 年

[3]著名方剂学家王世民教授及其成功轨迹 施怀生 《山西中医学院学报》 2000 年

[4]汇通中西的中药性能观——王世民教授 杨宏 《山西中医》 2001 年

[5]深入研究颇见功夫——评王世民编著《中医方药手册》 谢海洲 《时珍国医国药》 2004 年

[6]一位中医教授的饮食秘诀 雨天 《太原晚报》 2005 年

[7]奋进中的山西中医药事业 强晓玲 《新华每日电讯》 2004 年

[8]仰古尚今辟蹊径，倾心致仁照肝胆——开拓实验方剂学的中医药学家王世民教授 贺金亮、孟祥龙、许雪琳、金圣兰 《山西中医学院院报》 2006 年

[9]未曾入仕却入世，不思为名甘为民 南裕民 施怀生 王永吉 《名医之路道传薪火》第二辑 王永炎主审 晁恩祥主编 北京出版社 2011 年

[10]国家中医药管理局重点学科，山西中医学院方剂学学科 《山西中医学院学报》 2012 年

[11]《印会河抓主症经验方解读》序 陈可冀 中国中医药出版社 2012 年

[12]为中医变革提供"实证"——《印会河抓主症经验方解读》评解 吴中云 《健康报》 2012 年

[13]笃定学中医，一生不言悔 南裕民、施怀生、王永吉、王左希 《名老中医之路》续编(5) 中国中医药出版社 2016 年

(赵振局、孙学达、刘必旺、王左希检索整理)

图书在版编目（CIP）数据

拙医寮散记/ 王世民著. ——太原：山西科学技术出版社，2017. 10

ISBN 978 - 7 - 5377 - 5563 - 4

Ⅰ. ①拙… Ⅱ. ①王… Ⅲ. ①中医临床—经验—中国—现代
Ⅳ. ①R249. 7

中国版本图书馆 CIP 数据核字（2017）第 223582 号

拙医寮散记

出 版 人：赵建伟
著　　者：王世民
责任编辑：杨兴华
责任发行：阎文凯
封面设计：杨宇光

出版发行：山西出版传媒集团 · 山西科学技术出版社
地址：太原市建设南路 21 号　邮编：030012
编辑部电话：0351 - 4922078
发行电话：0351 - 4922121
经　　销：各地新华书店
印　　刷：山西新华印业有限公司
网　　址：www. sxkxjscbs. com
微　　信：sxkjcbs

开　　本：880mm × 1230mm　1/32　印张：7
字　　数：148 千字
版　　次：2017 年 10 月第 1 版　2017 年 10 月山西第 1 次印刷

书　　号：ISBN 978 - 7 - 5377 - 5563 - 4
定　　价：28. 00 元

本社常年法律顾问：王葆柯
如发现印、装质量问题，影响阅读，请与发行部联系调换。